SEMA ABACI
@psych.gedankengut

EMOTIONAL ERSCHÖPFT

AF834079

SEMA ABACI
@psych.gedankengut

EMOTIONAL ERSCHÖPFT

Wenn eine Pause nicht mehr reicht –
dein Weg aus dem Gefühlsgewitter

mvgverlag

Bibliografische Information der Deutschen Nationalbibliothek
Die Deutsche Nationalbibliothek verzeichnet diese Publikation in der Deutschen Nationalbibliografie. Detaillierte bibliografische Daten sind im Internet über https://dnb.de abrufbar.

Für Fragen und Anregungen
info@m-vg.de

Wichtiger Hinweis
Alle Fallbeispiele sind aus Gründen des Datenschutzes verfremdet. Zeitangaben, Lebensumstände, Berufe, Orte und biografische Details wurden geändert, verdichtet oder aus mehreren Behandlungen zusammengeführt. Ähnlichkeiten mit realen Personen sind zufällig; eine Identifizierung ist nicht möglich.

Originalausgabe
1. Auflage 2026

Türkenstraße 89
80799 München
Tel.: 089 651285-0

Redaktion: Susanne von Ahn
Umschlaggestaltung: Isabella Dorsch
Umschlagabbildung: Shutterstock.com/Azurhino
Satz: Christiane Schuster | www.kapazunder.de
Druck: ScandBook, Litauen
Printed in the EU

Wir produzieren nachhaltig
www.m-vg.de

ISBN Print 978-3-7474-0720-2
ISBN E-Book (EPUB, Mobi) 978-3-98922-140-6

Dieser Text beschäftigt sich mit emotionaler Erschöpfung, Burn-out, Depression und streift das Thema Suizid. Diese Inhalte könnten bei einigen Menschen unangenehme oder belastende Gefühle hervorrufen. Bitte bedenke dies, bevor du weiterliest.

INHALT

**»ICH MUSS NICHT MEHR KÄMPFEN,
UM MEINEN PLATZ IM LEBEN ZU FINDEN.
ICH DARF IHN EINNEHMEN,
INDEM ICH MIR SELBST TREU BLEIBE.«**

WENN NICHTS MEHR GEHT – PERSÖNLICHE ERFAHRUNG

Ich kann nicht genau sagen, wann es angefangen hat. Vielleicht an dem Tag, als ich mitten im Gespräch den Faden verlor und einfach schwieg, weil mein Kopf leer war. Oder an jenem Morgen, als ich den Wecker zum dritten Mal ausstellte und mich fragte, warum ich überhaupt aufstehen sollte. Vielleicht war es dieser Moment vor dem Spiegel, in dem mir klar wurde, wie fremd ich mir geworden war. Ich sah in ein Gesicht, das ich nicht mehr kannte. Diese tiefen Schatten unter den Augen, die Haut blass und leblos, und vor allem dieser traurige Ausdruck, der mich innerlich frösteln ließ. Als wäre ich zu Gast in meinem eigenen Körper, aber nicht mehr zu Hause. Aber eines weiß ich sicher: Irgendwann war die Erschöpfung nicht mehr nur ein Zustand. Sie wurde mein Alltag. Ein bleiernes Gewicht auf meinen Schultern, ein Summen im Kopf, das niemals verstummte.

Ich funktionierte. Ich ging zur Arbeit, führte Gespräche, hielt Termine ein. Aber es fühlte sich an, als würde ich durch dichten Nebel laufen, langsam, kraftlos, betäubt. Emotionen waren nur noch ein Echo, Freude eine verblasste Erinnerung. Und an manchen Tagen? Da fühlte ich gar nichts mehr.

Ich weiß nicht mehr, wann genau ich aufgehört habe, mich selbst zu fragen, wie es mir geht. Irgendwann hatte ich keine Energie mehr für Ehrlichkeit. Dessen war ich mir aber gar nicht bewusst, denn ich wusste nicht, was mit mir los war. Ich hoffte einfach nur auf bessere Tage.

Aber nichts wurde wieder besser. Die Müdigkeit blieb, egal wie lange ich schlief. Und jedes Mal, wenn jemand fragte, wie es mir gehe, spürte ich dieses dumpfe Pochen in meiner Brust. Als wollte mein Körper sagen: »Sag endlich die Wahrheit. Sag, dass du nicht mehr kannst.« Doch ich lächelte, winkte ab und sagte immer nur: »Alles gut, nur müde.« Die Anspannung ließ nicht nach, egal wie oft ich tief durchatmete. Und irgendwann wurde selbst das, was mir früher Freude bereitet hatte, nur noch eine weitere Aufgabe auf meiner endlosen Liste.

Ich weiß noch, wie ich einmal in einem Café saß, eine halbe Stunde Zeit hatte und mich fragte: »Was würde mir jetzt guttun? Ein Buch lesen? Musik hören? Einfach die Sonne genießen?« Doch nichts davon fühlte sich richtig an. Es war, als hätte mein Kopf verlernt, was mir eigentlich Freude macht. Also scrollte ich mechanisch durch mein Handy, las Nachrichten, die mich nicht interessierten, und wartete darauf, dass die Zeit verging.

Es war kein plötzlicher Zusammenbruch, keine dramatische Szene mit Tränen und Verzweiflung. Nein, emotionale Erschöpfung ist oft leise. Sie schleicht sich ein, nimmt dir nach und nach deine Energie, bis du eines Tages aufwachst und feststellst, dass du nicht mehr weißt, wer du ohne sie bist. Das war der Moment, in dem mir klar wurde: So kann es nicht weitergehen. Aber wie findet man einen Ausweg, wenn selbst der Gedanke daran zu anstrengend ist?

Viele glauben, Erschöpfung komme plötzlich – nach einer stressigen Woche, einem fordernden Projekt oder einer besonders schweren Zeit. Aber so punktuell ist es nicht, sondern oft ein schleichender Prozess. Man merkt es erst, wenn man tief drinsteckt. Vielleicht beginnt es mit Kleinigkeiten: mit dem Gefühl, ständig müde zu sein, obwohl man doch genug schläft. Mit einer wachsenden Gleichgültigkeit gegenüber Dingen, die man früher geliebt hat. Mit dem Drang, sich zurückzuziehen, weil alles zu viel wird.

Und genau darum geht es in diesem Buch. Ich möchte darüber schreiben, wie sich emotionale Erschöpfung anfühlt, wo sie ihren Ursprung hat und vor allem, wie man wieder herausfindet. Denn ich weiß, wie es ist, sich verloren zu fühlen. Aber ich habe auch gelernt, dass es Wege zurück gibt. Und genau diese Wege möchte ich mit dir teilen.

Schön, dass du dieses Buch in die Hand genommen hast. Ich möchte dir gleich zu Beginn sagen: Du bist nicht allein! Emotionale Erschöpfung ist etwas, das viele von uns erleben, aber oft nicht zuordnen können. Wir sind es gewohnt, zu funktionieren und unsere Gefühle zu ignorieren. Also machen wir weiter, obwohl alle Zeichen auf Dunkelorange oder Rot stehen. Und manchmal haben wir das Gefühl, dass wir mit der tiefen Erschöpfung ein Sonderling sind, und aus Scham versuchen wir unser inneres Chaos zu verstecken und kämpfen im Stillen mit der Überforderung. Ein Kampf, den wir so nicht führen können. Ich behaupte sogar, dass wir diesen Kampf nicht kämpfen müssen.

Dieses Buch soll dir helfen, die Zeichen emotionaler Erschöpfung zu erkennen, zu verstehen und Wege zu finden, damit umzugehen. Es geht darum, sich selbst und seine Grenzen zu akzeptieren, Selbstfürsorge zu praktizieren und Strategien zu entwickeln, um wieder Kraft zu schöpfen. Dafür habe ich verschiedene Tipps und Übungen zusammengetragen, die gezielt in den Bereichen Gefühle, Gedanken, Beziehungen und körperliche Verfassung ansetzen. Das Ziel ist, durch neue Perspektiven und Herangehensweisen die Dauerbelastungen zu meistern, sich selbst besser zu verstehen, mitzuteilen und zu schützen.

In den folgenden Kapiteln werden wir uns daher genauer ansehen, wie emotionale Erschöpfung entsteht und welche Risikofaktoren eine Rolle spielen. Paula, unsere fiktive Protagonistin, begleitet uns dabei, mal leise und still, mal mit eindrucksvollen Beispielen aus ihrem Alltag. Ich möchte nicht nur Informationen liefern, sondern auch Mut machen. Emotionale Erschöpfung ist ein Zustand, den man verstehen und aktiv verändern kann.

Dieses Buch soll dir Wissen und Inspiration zugleich bieten. Mögest du darin Orientierung und praktische Hilfestellungen finden, genauso wie einen Einblick in Paulas innere Welt, die zeigen soll, dass wir mit unseren Gefühlen, Ängsten und Hoffnungen nicht allein sind.

WAS IST EMOTIONALE ERSCHÖPFUNG?

Erschöpfung dürfte uns allen mehr oder weniger bekannt sein. Wir sind nach einer anstrengenden Projekt-, Klausur- oder intensiven Arbeitsphase ausgelaugt oder eine anstrengende Zeit des Eigenheimaufbaus oder die Organisation einer privaten Veranstaltung hat uns mitgenommen und wir bemerken, dass wir wieder auftanken müssen. Diese Müdigkeit kann man auf die körperliche Anstrengung oder den Schlafmangel, der der Erschöpfung zugrunde liegt, beziehen. Gönnen wir uns eine anschließende Ruhephase, ist das auch überhaupt kein Problem. Viele Menschen verwechseln emotionale Erschöpfung mit allgemeiner Müdigkeit oder körperlicher Erschöpfung.

EMOTIONALE ERSCHÖPFUNG IST MEHR ALS STRESS ODER VERSTIMMUNG

Emotionale Erschöpfung jedoch fühlt sich etwas anders an. Sie ist ein Zustand der psychischen Überforderung, der durch lang anhaltenden Stress und emotionale Belastung verursacht wird. Jetzt fragst du dich vielleicht, worin genau der Unterschied liegt. Emotionale Erschöpfung ist mehr, als sich etwas gestresst zu fühlen und in einem vorübergehenden Tief zu stecken. Es ist das Gefühl, innerlich leerzulaufen, obwohl du weiter funktionierst, und dass dir alles über den Kopf wächst und du einfach nicht mehr kannst. Schlaf hilft nur kurz, Wochenenden fühlen sich zu kurz an, Urlaube verpuffen schneller, als dir lieb ist. Gleichzeitig steigen Reizbarkeit,

Empfindlichkeit und das Bedürfnis, dich zurückzuziehen. Du spürst, dass selbst kleinste Anforderungen oder Verantwortlichkeiten zu viel sind und das innere Chaos verschlimmern. Die Gefühle fahren Achterbahn, sodass du keines richtig ausfindig machen kannst. Leider ist das ein Point of no Return, da bei der emotionalen Erschöpfung kleinere Ruhephasen nicht den gewünschten Effekt der Entspannung bringen. Das aufwühlende innere Gefühlschaos wird bei Stille lauter, und so ist es dann auch mit den Gedanken. Sie kreisen unaufhörlich und es gibt keinen Ausweg aus diesem Strudel. Es ist überwältigend und kleine Aufgaben erscheinen unüberwindbar. Der einzige Weg scheint: Weitermachen. Funktionieren.

Emotionale Erschöpfung ist eine nachvollziehbare Reaktion auf dauerhafte Überforderung. Äußerlich (Ansprüche, Termine, Verantwortung) und innerlich (Glaubenssätze, Erwartungen an dich selbst, alte Verletzungen). Sie kann jede und jeden treffen: Menschen mit viel Verantwortung, sensible Menschen, Eltern, Pflegekräfte, Führungskräfte, Studierende. Der gemeinsame Nenner ist nicht Schwäche, sondern Belastung, die zu lange ohne echten Ausgleich blieb.

Stell dir vor: Du bist in einem Raum ohne Fenster, und die Wände kommen immer näher. Du fühlst dich eingesperrt und findest keinen Ausweg. So kannst du dir emotionale Erschöpfung vorstellen. Im Grunde ein Zustand der völligen Unkenntnis über seine eigenen Gedanken und Gefühle, da man sie nicht mehr greifen kann. Sie entgleiten immer wieder und es herrscht eine unaufhörliche innere Bewegung aus Emotionen und Gedanken. Es gibt keinen Ausschalter. Das macht müde, motivationslos und man verliert die Hoffnung. Im Inneren ist so viel los, aber in Worte fassen kann man es nicht. Die meisten Menschen bleiben daher sprachlos und ziehen sich zurück. Leider verschärft genau dies den seelischen Zustand. Dieses Aufgewühltsein ist wie der Strom eines Flusses. Es sieht harmlos aus, kann aber Menschen ertränken.

Die Bahntüren schließen sich mit einem dumpfen Knall und die sanfte Vibration des Zuges unter ihren Füßen bietet eine seltsame Art von

Trost. Paula lässt sich schwer auf einen der freien Plätze fallen, den Kopf gegen die Fensterscheibe gelehnt. Die Lichter der Stadt ziehen in verwischten Streifen an ihr vorbei, als der Zug sich in Bewegung setzt.

»Geschafft!«, denkt sie und lässt einen müden Seufzer entweichen. »Wieder einen Tag überlebt.«

Die Menschen um sie herum scheinen vertieft in ihre eigenen Gedanken und Selbstgespräche. Ein Mann zwei Plätze weiter starrt ins Leere, während eine junge Frau, die schräg gegenüber sitzt, in ihrem Buch blättert. Paula bemerkt ihre müden Augen, die Dunkelheit darunter, ein Spiegelbild ihrer eigenen Erschöpfung. Es ist dieses Gefühl des völligen Ausgebranntseins, das sie ständig begleitet. Ein Gefühl, das sich nicht einfach abschütteln lässt, egal wie oft sie versucht, sich selbst Mut zuzusprechen. Das schleichende Gefühl, dass jeder Tag eine schier unüberwindbare Hürde ist, hat sie fest im Griff.

Sie schließt die Augen für einen Moment, in der Hoffnung, zumindest für die Dauer der Bahnfahrt ein wenig Ruhe zu finden. Doch selbst in der Dunkelheit hinter ihren Lidern flammen die Gedanken auf, an die endlosen Verpflichtungen, die Erwartungen und den ständigen Druck, der auf ihr lastet.

Der Zug rattert weiter, und mit jedem Kilometer, den er hinter sich lässt, scheint auch ein kleiner Teil von Paulas Energie zu verschwinden. Sie weiß, dass sie etwas ändern muss, aber das »Wie« bleibt ein Rätsel, das ihr jede Nacht den Schlaf raubt.

Viele von uns kämpfen täglich gegen genau diese tiefe emotionale Erschöpfung an, die unser Dasein aufzulösen scheint. Emotionale Erschöpfung betrifft uns alle irgendwann im Leben. Sei es durch beruflichen Stress, persönliche Krisen oder den ständigen Druck, Erwartungen erfüllen zu müssen. Das Gefühl kann unheimlich und lähmend sein.

Ich möchte die emotionale Erschöpfung noch etwas genauer erläutern, da es bisher wenig Genaueres an Hintergrundfakten dazu gibt und sie kaum in der Tiefe erklärt ist. In der Literatur wird emotionale Erschöpfung oft als

Kernkomponente von Burn-out[1] beschrieben. Sie ist nie eigenständig erwähnt, sondern nur im Zusammenhang mit anderen Belastungen oder Störungen. Sie scheint einen Zwischenzustand oder einen Nebenschauplatz darzustellen, und das möchte ich gerne ändern. Denn emotionale Erschöpfung ist ein wichtiger Anhaltspunkt, um sich selbst und das, was im Leben passiert, genauer zu betrachten, bevor es zu ernsthaften Erkrankungen kommt. Sie ist tiefgreifender und ungleich komplexer Natur.

Emotionale Erschöpfung ist nicht nur eine kurzzeitige Verstimmung, sondern ein Zustand, in dem sich betroffene Personen überwältigt, oft hilflos ausgeliefert fühlen. Bevor die Erschöpfung laut wird, kündigt sie sich an. Oft leise. Du wachst auf und fühlst dich nicht erholt. Du verschiebst Dinge, die dir früher leichtfielen. Du verträgst Lärm, Licht und Small Talk schlechter als sonst. Du merkst, wie du schneller genervt bist, härter mit dir sprichst und dich sozial häufiger abmeldest. Freude wird seltener, Zynismus häufiger. Dein Körper sendet Signale: verspannter Nacken, Druck auf der Brust, flacher Atem, Magen, der »mitredet«. Die Konzentration bricht schneller weg, Entscheidungen fallen schwerer. Und manchmal fühlst du dich gleichzeitig überdreht und erschöpft. Es ist ein seltsamer Mix aus innerer Unruhe und innerer Leere.

Anders als häufig vermutet äußert sich diese Leere nicht unbedingt durch ein andauerndes Weinen oder extreme Sensibilität. Im Gegenteil: Oft fehlt den Menschen schlicht die Kraft, überhaupt noch zu weinen. In fortgeschrittenen Stadien weicht jede Teilnahme am Leben und am Miteinander einer inneren Starre und oft sogar Gefühllosigkeit. Während Weinen zumindest noch eine Form der Kommunikation sein kann, um seinem Umfeld die eigene Gefühlswelt mitzuteilen, macht sich bei emotionaler Erschöpfung eine bedrückende Stille breit. Sie fühlt sich an, als würde etwas im Inneren verstummen und man selbst nur noch weiterfunktionieren.

Dieses Gefühl, keine Verbindung mehr zu sich selbst zu haben, ist für viele irritierend und beängstigend. Man kann weder nach außen treten noch nach innen schauen. Es ist, als wäre ein Vakuum entstanden: von innen keine Impulse, von außen keine Resonanz. Das eigene Selbstgefühl scheint abhandengekommen zu sein, und man weiß oft nicht einmal, was genau gerade passiert. Diese Stille ist nicht etwa erlösend, sondern vielmehr Vorbote einer Art Abwesenheit. Ein essenzieller Teil unseres Daseins, nämlich die Freude am Leben, das Empfinden von Sinn und Zugehörigkeit, zieht sich zurück, ohne dass wir es recht bemerken.

Die eingeschränkte Fähigkeit, die eigenen Bedürfnisse oder Werte wahrzunehmen, führt dazu, dass weder positive noch negative äußere Reize echte Gefühlsregungen auslösen können. Typische Begleiterscheinungen sind emotionale Abgestumpftheit, erhöhte Reizbarkeit, Konzentrationsprobleme, Schlafveränderungen und der Rückzug aus sozialen Kontakten. Das ist ein alarmierender Zustand, der höchste Aufmerksamkeit erfordert, denn jedes weitere »Funktionieren« ohne innere Regeneration wirkt wie ein Katalysator für diesen schleichenden Verfall. Dramatisch klingt das allemal, aber wenn wir Lebendigkeit und das Spüren des Lebens als Grundpfeiler unserer Existenz begreifen, führt uns die emotionale Erschöpfung tatsächlich ins Gegenteil: in eine Sackgasse.

Wer nicht mehr teilnimmt und teilnahmslos wird oder wer so erschöpft ist, dass er sich selbst nicht mehr fühlen kann, schreit im Grunde stumm nach Hilfe. Es ist ein Signal, dass es so nicht weitergehen kann. Eine Sackgasse ist, wie der Name schon sagt, scheinbar ohne Ausweg – ein »totes Ende«. Und genauso kann sich emotionale Erschöpfung anfühlen: Es geht nicht mehr vor und nicht mehr zurück. Doch der entscheidende Unterschied zur Einbahnstraße ist, dass man in einer Sackgasse umdrehen oder zumindest versuchen kann, den Weg zurück zu finden. Wie das konkret aussehen kann, werde ich in den folgenden Kapiteln erläutern.

Während sich physische Erschöpfung beispielsweise durch schwere Glieder, Muskelkater oder den Wunsch nach mehr Schlaf äußert, liegt bei der emotionalen Erschöpfung die Ursache oft in den Gedanken und Gefühlen. Man spürt eine bleierne Last auf dem Herzen, die Motivation sinkt.

Paula starrt an die Decke. Der Wecker hat bereits geklingelt, aber sie kann sich nicht aufraffen. Einen Moment lang schließt sie die Augen und versucht zu erspüren, was in ihr vorgeht. Doch statt einer klaren Antwort fühlt sie nur eine zähe Leere, beinahe so, als hätte ihr Inneres, also ihr Gefühl, ihre Freude, längst den Raum verlassen.

Genau dieses Empfinden beschreibt den Kern emotionaler Erschöpfung: einen Zustand, in dem die seelischen Reserven nahezu aufgebraucht sind und jede Art von emotionalem Impuls unglaublich schwerfällt. Es handelt sich nicht einfach um Müdigkeit, wie sie nach einer langen Arbeitswoche auftreten kann. Es ist auch nicht bloß Stress, der sich durch einige ruhigere Tage aufwiegen ließe. Emotionale Erschöpfung ist vielmehr das Gefühl, innerlich »abgeschaltet« zu sein. Dieser Zustand wirkt sich darauf aus, wie wir die Welt wahrnehmen, auf Mitmenschen reagieren und wie wir uns selbst behandeln.

Emotionale Erschöpfung äußert sich in Symptomen wie:

- emotionale Instabilität oder das Gefühl der Leere
- tiefe Erschöpfung
- emotionale Abgestumpftheit beziehungsweise Verringerung der Fähigkeit, Freude oder andere positive Emotionen zu empfinden
- Reizbarkeit und Frustration
- eingeschränkte Konzentration
- sozialer Rückzug

Allzu oft wird leider diese Form der Erschöpfung abgetan (»Stell dich nicht so an!«), weil sie nicht sichtbar ist und keine klaren körperlichen Wunden hinterlässt. Dabei kann sie genauso belastend und gefährlich werden wie ein körperlicher Erschöpfungszustand. Wer weiterhin alle Warnzeichen ignoriert, riskiert, dass sich aus emotionaler Erschöpfung ein chronischer Zustand entwickelt, manchmal mit ernsthaften gesundheitlichen Folgen.

Gerade weil emotionale Erschöpfung oft ein schleichender Prozess ist, ist es wichtig, kleine Veränderungen wahrzunehmen und ehrlich mit sich selbst zu sein: Wann fühle ich mich ausgelaugt? Brauche ich gerade mehr Rückzug, mehr Unterstützung oder vielleicht sogar professionelle Hilfe? Wer frühzeitig reagiert, kann Schlimmeres verhindern und wieder zu einer stabileren, zufriedeneren Lebensweise zurückfinden. Denn emotionale Erschöpfung ist ein bisschen so, als würde man immer wieder an die Tür der Depression klopfen.

Es gibt allerdings einen Abschnitt oder einen Moment, der der tiefen emotionalen Erschöpfung und Taubheit vorangeht und in dem es noch innerlich kracht und tobt. Was es damit auf sich hat, ist Thema des nächsten Abschnitts.

GEFÜHLSGEWITTER – VORBOTE DER TOTALEN EMOTIONALEN ERSCHÖPFUNG

Bevor die emotionale Erschöpfung einsetzt, durchlaufen viele Menschen eine Phase intensiver emotionaler Instabilität, oft beschrieben als eine »emotionale Achterbahnfahrt«. Hier nennen wir sie »das Gefühlsgewitter«. Diese Phase ist geprägt von starken Stimmungsschwankungen, übermäßiger Reizbarkeit, Angstgefühlen und einem überwältigenden Gefühl der Überforderung. Es brauen sich hier eine Menge unangenehme Gefühlszustände zusammen. Die Schwere hängt sicherlich davon ab, wie man diese Flut an Gefühlen verarbeitet beziehungsweise welche Copingstrategien ein Mensch besitzt, um ihnen zu begegnen, denn nicht immer müssen sie in einen Erschöpfungszustand münden.

Copingmechanismen sind bewusste oder unbewusste Verhaltensweisen und Techniken, die Menschen nutzen, um mit belastenden Situationen, Problemen oder schwierigen Gefühlen besser umgehen zu können. Sie helfen dabei, Stress zu reduzieren, Herausforderungen leichter zu bewältigen und das innere Gleichgewicht wiederherzustellen.

Die Gründe, warum Menschen sich überfordert fühlen, sind vielfältig. Sie reichen von beruflichem Druck über private Sorgen bis hin zu chronischem Stress. (Zu den Ursachen folgt im anschließenden Kapitel eine detaillierte Ausführung.) In dieser Phase erleben Betroffene oft eine verstärkte emotionale Sensibilität, bei der selbst kleine Auslöser starke Reaktionen hervorrufen können. Die konstante Schwankung zwischen Hoch- und Tiefpunkten kann nicht nur die persönliche Lebensqualität beeinträchtigen, sondern auch die Beziehungen belasten und die berufliche Leistung negativ beeinflussen. Das ständige Auf und Ab der Gefühle verbraucht enorme Mengen an mentaler und emotionaler Energie, was schließlich zur völligen Erschöpfung führen kann.

Paula sitzt an ihrem Schreibtisch, die Hände in die Haare vergraben. Die Deadline für das Projekt rückt unaufhaltsam näher, und jeder Blick auf die Uhr lässt ihre Panik steigen. »Wie soll ich das nur schaffen?«, denkt sie verzweifelt. Eine E-Mail nach der anderen prasselt auf sie ein, jeder Betreff eine neue Aufgabe und damit ein weiterer Tropfen im Fass ihrer Belastung.

Gestern hatte sie noch voller Enthusiasmus an der Präsentation gearbeitet, nur um heute in einem Meer der Verzweiflung zu versinken. Die geringste Kritik eines Kollegen lässt sie an die Decke gehen, und kurze Zeit später überkommt sie ein Gefühl der Niedergeschlagenheit. Sie kann nicht fassen, wie schnell ihre Stimmung umschlägt: von euphorischer Hochstimmung zu abgrundtiefer Traurigkeit.

Paulas Nächte sind unruhig. In den Momenten, in denen sie Schlaf findet, sind ihre Träume erfüllt von Szenarien des Versagens. Die Sorgen und Ängste nehmen kein Ende und jagen sie auch durch den Tag. Selbst die kleinsten Aufgaben fühlen sich an wie unüberwindbare Hürden. Jeder Moment des Innehaltens ist durchsetzt von Gedankenkreisen und Grübeln. Sie fühlt sich wie eine Seiltänzerin, die ohne Netz über einem Abgrund balanciert. Wie sie diesem Zustand entkommen kann, bleibt ihr ein Rätsel. Sie hofft insgeheim, dass andere ihr helfen oder dass dieser Zustand hoffentlich von selbst wieder vergehen wird.

Emotionale Instabilität ist in stressigen Zeiten ein oft anzutreffendes Symptom und daher menschlich. Paulas Reaktionen sind besonders intensiv, aber das ist nicht bei jedem Menschen gleichermaßen der Fall. Es gibt auch die Variante der nach innen gerichteten emotionalen Instabilität, sodass sie äußerlich kaum oder gar nicht sichtbar ist. Betroffene schaffen es, ihre Gefühle zu verbergen und nach außen den Anschein zu erwecken, dass alles in Ordnung sei. Dies betrifft insbesondere Menschen, die hohe Ansprüche an sich selbst stellen oder in ihrem Umfeld keine Schwäche zeigen wollen. Sie können ihre wahren Gefühle verbergen und eine Fassade der Stärke aufrechterhalten, während sie innerlich von ständigen Stimmungsschwankungen und Unsicherheiten geplagt werden. Die scheinbare »Normalität« ist im Innenverhältnis von intensiven Selbstzweifeln, inneren Konflikten und Ängsten geprägt, die niemandem gezeigt werden. Was die Situation oft verschärft, ist, dass Menschen, die ihre emotionale Instabilität nach innen richten, dazu neigen, sich zurückzuziehen und ihre Probleme allein zu bewältigen. Das Resultat ist oft eine *kalte Wut*. Kalt deshalb, weil auch diese Emotion nicht konstruktiv genutzt werden kann, um sich emotional besser zu regulieren, sondern alles Negative weiter »heruntergeschluckt« wird. Metaphorisch ist dies die klassische Faust in der Tasche. Ein Teufelskreislauf, denn je mehr Unsicherheiten entstehen, desto größer werden die Wut und das Gefühl, unverstanden zu bleiben.

Die Phase des Gefühlsgewitters ist intensiv und erschöpfend und sie führt schließlich bei Anhalten zu völliger Erschöpfung. Das verdeutlicht, wie wichtig es ist, die Anzeichen frühzeitig zu erkennen und sich rechtzeitig um seine psychische Gesundheit zu kümmern.

URSACHEN – WIE KOMMT ES ZU EMOTIONALER ERSCHÖPFUNG?

Gefühlsschwankungen beziehungsweise das Gefühlsgewitter sind also eine Phase intensiver emotionaler Instabilität, die durch eine Vielzahl von Faktoren ausgelöst wird. Diese Faktoren können sich gegenseitig verstärken und führen oft dazu, dass Betroffene das Gefühl haben, von ihren Emotionen überwältigt zu werden, was in der Folge zu emotionaler Erschöpfung führen kann. Das sind einige der häufigsten Ursachen:

- Lang anhaltender Stress ist oft die Hauptursache für emotionale Instabilität und er entsteht durch beruflichen Druck, finanzielle Sorgen oder persönliche Verpflichtungen. Dauerhafter Stress stört und verhindert ein emotionales Gleichgewicht. Was bleibt, ist das ständige Gefühl, überlastet zu sein, nicht mehr zur Ruhe zu kommen und andauernd angespannt zu sein.
- Ungeklärte Konflikte in Beziehungen, sei es am Arbeitsplatz, in der Familie oder im Freundeskreis, können uns auslaugen, da sich negative Gefühle aufstauen. Sie verursachen eine emotionale Belastung, die letztlich zu einer Zerreißprobe werden kann.
- Perfektionistische Menschen mit hohen Selbstansprüchen sind besonders anfällig für emotionale Instabilität. Der ständige Druck, den eigenen Erwartungen gerecht werden zu müssen, kann zu inneren Konflikten führen und zu einem Gefühl der Unzulänglichkeit.
- Ein Mangel an Selbstfürsorge zeigt sich in der Vernachlässigung der eigenen Bedürfnisse. Dazu zählen unter anderem wenig Pausen, ungesunde Ernährung, wenig Schlaf. Schon ein Mangel in diesen drei basalen Bedürfnissen kann zu einer Verschlechterung der emotionalen Stabilität führen.
- Hormonschwankungen, wie sie in der Pubertät, der Schwangerschaft oder kurz vor der Periode vorkommen, können ebenfalls zu Stimmungsschwankungen führen und Menschen überfordern. Sie sorgen dafür, Gefühle intensiver zu erleben, und das schnelle Umschlagen der Gefühle kann dann sehr anstrengend werden.

- Soziale Isolation, das Gefühl der Einsamkeit und die Angst, nicht gebraucht zu werden, können ebenfalls emotionale Instabilität hervorrufen. Der Mangel an Unterstützung und positivem Feedback (wie »Ich bin okay«, »Ich werde gemocht«) kann die emotionale Belastbarkeit senken.

Das meiste davon dürfte bekannt sein, jedoch gibt es auch weniger offensichtliche Ursachen, die uns emotional erschöpfen können, dazu zählt Folgendes:

- Menschen, die sich verpflichtet fühlen, ständig für andere sorgen zu müssen, übernehmen zu viel Verantwortung. Sie füllen zudem mehrere Rollen gleichzeitig aus und das kann schnell zu einer Überforderung werden. Die ständige Pflicht, alles unter Kontrolle zu haben und alle Erwartungen zu erfüllen, kann schließlich zu emotionaler Erschöpfung führen.
- Wer immer »Ja« sagt und es anderen recht machen will, dem bleibt oft wenig Raum für eigene Bedürfnisse und Erholungsphasen. Diese fehlende Abgrenzung kann dazu führen, dass man sich ausgenutzt fühlt oder es sogar wird. Das führt in der Konsequenz dazu, sich emotional ausgelaugt zu fühlen.
- In einer missbräuchlichen Partnerschaft zu leben, ist eine schwerwiegende Ursache für emotionale Instabilität und Erschöpfung. Missbrauch kann viele Formen annehmen: emotional, psychisch, physisch oder finanziell. Betroffene leiden unter ständiger Angst, niedrigem Selbstwertgefühl und Hilflosigkeit. Ständige Manipulation, Kontrolle, Beleidigungen oder subtile Unterdrückungen hinterlassen tiefe emotionale Narben, die zu erheblichen mentalen und emotionalen Belastungen führen.
- Das Fehlen von Unterstützung und Anerkennung in verschiedenen Lebensbereichen kann ebenfalls zu emotionaler Reaktivität führen. Menschen, die sich nie wertgeschätzt oder gesehen fühlen, erleben häufig ein Empfinden der Einsamkeit und Losgelöstheit. Der Mangel an positiven Bestärkungen und emotionaler Nähe trägt zur emotionalen Belastung bei.

- Menschen, die ständig an sich selbst zweifeln oder nicht zu ihren eigenen Werten, Zielen und Vorstellungen vom Leben stehen, erleben eine erhebliche emotionale Belastung. Diese inneren Kämpfe führen zu anhaltendem Stress und können die emotionale Gesundheit stark beeinträchtigen.

All diese Dinge und noch einige weitere können uns Menschen in unserer Gefühlswelt so stark beeinflussen, dass wir bei unzureichender Lösungsfindung oder ungünstigen Strategien im Umgang mit Situationen und Mitmenschen emotional erschöpfen. Anzumerken ist, dass unsere physische Kraft unterdes auch betroffen ist. Die emotionale Welt und die körperliche sind oft nicht scharf voneinander zu trennen, denn leiden wir emotional, dann wird bald schon unser Körper betroffen sein und umgekehrt. (Die physischen Konsequenzen zeige ich im Kapitel »Emotionale Erschöpfung und ihre körperlichen Reaktionen und Auswirkungen« auf.) Alle oben genannten Ursachen münden in eine Eruption unserer Gefühlswelt. Sie setzen dort an, wo die Kraftquelle unseres Lebens ist. Wo der Antrieb entsteht, aufzustehen und das Leben zu meistern oder sogar Meisterleistungen zu erbringen. Und wenn wir es nicht schaffen, diese Eruption zu beruhigen, dann bleibt »verbrannte Erde« übrig. Die Konsequenzen sind verheerend: Burn-out, Depressionen und andere psychische Störungen können folgen. Umso wichtiger ist es, die Anzeichen so früh wie möglich zu erkennen und gut für sich zu sorgen.

Bei Paula fängt es ganz allmählich an. Ihre To-do-Liste ist lang, doch sie glaubt anfangs, alles problemlos bewältigen zu können. Sie setzt sich hohe Ziele: im Beruf glänzen, für ihre Familie und Freunde da sein, einen schönen Ausgleich in ihrem Alltag finden. Die Arbeitstage werden länger, die sozialen Verpflichtungen auch, und die Zeit für echte Erholung wird kürzer. Zunächst reichen ein paar Tage Urlaub, um sich zu regenerieren. Doch schon kurze Zeit nach der Rückkehr ins normale Leben ist Paula wieder am Limit. Und das immer schneller und stärker.

Es ist mir wichtig, hervorzuheben, dass emotionale Erschöpfung nicht ausschließlich durch individuelle Eigenschaften oder ungünstige persönliche Strategien entsteht. Ebenso bedeutend sind gesellschaftliche und soziale Bedingungen, die uns umgeben. Gerade weil wir uns häufig enorm anstrengen, den Anforderungen standzuhalten und nicht unter der Last zusammenzubrechen, ist es entscheidend, auch unser Umfeld mit einzubeziehen. Unsere inneren Kämpfe sind nämlich nicht isoliert zu betrachten. Wir leben eingebettet in Strukturen, Erwartungen und Rahmenbedingungen, die erheblich dazu beitragen, dass wir an unser Limit geraten.

Zwar mag ein Teil der emotionalen Erschöpfung »hausgemacht« erscheinen und in uns selbst begründet liegen, doch der andere Teil hat seinen Ursprung in genau den Systemen, in denen wir leben und arbeiten. Beides wirkt ineinander und verstärkt sich gegenseitig. Wenn wir die Ursachen emotionaler Erschöpfung umfassend verstehen wollen, dürfen wir also nicht außer Acht lassen, dass auch unsere sozialen und gesellschaftlichen Kontexte wesentlich dazu beitragen.

Im Folgenden stelle ich beispielhaft einige dieser äußeren Ursachen dar, ohne dabei den Anspruch auf Vollständigkeit zu erheben. Vielmehr geht es mir darum, diesen wichtigen Punkt zu verdeutlichen und sichtbar zu machen, wie vielfältig Einflüsse sein können, die uns erschöpfen.

DER DRUCK DES INDIVIDUALISMUS

Individualismus ist in unserer Gesellschaft ein hohes Gut und wird entsprechend gepriesen. Dabei stehen persönliche Freiheit, Selbstverwirklichung und Unabhängigkeit im Vordergrund. Das sind zweifellos erstrebenswerte Ziele, die viele Vorteile bieten. Immerhin ermöglichen sie jedem Menschen, seine einzigartigen Talente zu entdecken und zum Ausdruck zu bringen. Doch der starke Fokus auf das Individuum bringt auch Schattenseiten mit sich, die immer deutlicher zutage treten.

So schön es klingen mag, stets nach der besten Version seiner selbst zu streben und immer »mehr« zu verlangen, so groß sind die Gefahren, die auf den ersten Blick kaum erkennbar sind. Individualismus beschränkt sich schon lange nicht mehr auf den engen Rahmen der Familie: Er enthält einen gesellschaftlichen Druck, ein einzigartiges und erfolgreiches Individuum zu sein. Das kann schnell überwältigend wirken. Die ständige Forderung, sich von anderen abzuheben und in jedem Lebensbereich zu glänzen, erzeugt einen unnachgiebigen Leistungsdruck.

Dieser Druck beginnt leider schon kurz nach der Geburt: Wie ist dein Kind auf die Welt gekommen? Schläft es durch? Kann es bereits laufen? Weiter geht es im Kindergarten, wo Kinder möglichst schon vor dem Eintritt das Alphabet beherrschen und Englisch lernen sollen. Stolze Eltern berichten voller Eifer von den Fortschritten ihres Nachwuchses, um zu demonstrieren, was dieser schon alles kann. Natürlich hört jeder gern Lob und Komplimente, und Eltern möchten keine Fehler machen. Doch genau hier zeigt sich ein tiefer liegendes Problem: Der Druck, der auf den Erwachsenen lastet, wird unbewusst an die Jüngsten weitergegeben.

Aktuelle Statistiken verdeutlichen, dass 84 Prozent der Schüler*innen den meisten Schulstress durch Klassenarbeiten und Tests empfinden. Rund 56 Prozent nennen Hausaufgaben als bedeutende Stressquelle, und weitere 56 Prozent beteiligen sich nicht aktiv am Unterricht, aus Angst, etwas Falsches zu sagen. Es wird also deutlich, dass der Druck, »gut« zu performen, sich in den Schulen fortsetzt. Schüler*innen sollen Leistung zeigen, nicht nur im Sinne der Eltern, sondern auch für Lehrkräfte und das direkte Umfeld. Das Ergebnis: Viele leiden schon früh unter Erschöpfungssymptomen.[2]

Auf gesellschaftlicher wie auch auf individueller Ebene ist dieser Druck allgegenwärtig. Die Erwartung lautet, das eigene Potenzial voll auszuschöpfen und sich selbst zu verwirklichen, als gäbe es kaum eine andere Wahl. Anerkennung bekommen jene, die performen und erfolgreich sind. Alle anderen geraten in Vergessenheit und gelten rasch als »Verlierer«. Genügsamkeit und das Fehlen großer Ambitionen werden längst nicht mehr akzeptiert.

Was ist also schiefgelaufen? Es sind die unrealistischen Erwartungen, die an den Einzelnen gestellt und von diversen Einflüssen noch gefördert werden. Ob in den Medien, im Bildungssystem oder im Arbeitsumfeld, überall wird suggeriert, dass man außergewöhnlich sein muss. So packen Kinder beziehungsweise ihre Eltern neben dem Schulalltag schon Musik, Sport und weitere Hobbys in einen durchgetakteten Terminplan, ganz nach dem Motto: Wer glänzt, wird auch gesehen.

Paula fühlte sich als Schülerin von den Erwartungen der Schule und ihrer Eltern überwältigt. Sie sollte herausragende akademische Leistungen erbringen, sich in außerschulischen Aktivitäten engagieren und eine klare Karriereplanung haben. Wenn sie äußerte, nicht studieren zu wollen und auch keine größere Karriere anzustreben, dann konnten ihre Eltern ihre Einstellung nicht akzeptieren. Sie versuchten, ihr einzureden, dass es wichtig sei, erfolgreich zu sein. Das gab ihr wenig Raum für ihre eigene Entfaltung. Niemand fragte nach ihren Wünschen und Bedürfnissen. Der Druck führte zu Angstzuständen und einem Gefühl der Unzulänglichkeit.

Nicht wenige Jugendliche sind nach der Schulzeit zunächst desorientiert und müssen sich erst einmal sammeln. Der enorme Schulstress lässt kaum Raum für tiefer gehende Erkenntnisse und versetzt junge Menschen stattdessen in den sogenannten »Flight-or-Fight-Modus« – einen Zustand, in dem sie innerlich auf Flucht oder Kampf eingestellt sind.

Über die Jahre hinweg führt diese Dauerbelastung zu Erschöpfung, sodass es einer »Pause« bedarf, um wieder zu sich selbst zu finden, Gelassenheit zu kultivieren und dann die eigene Zukunft in den Blick zu nehmen, in der man selbst wieder die Hauptrolle spielt und nicht die Erwartungen der anderen.

In einer zu stark individualistischen Kultur besteht also ein ständiger Druck, sich von anderen abzuheben und in allen Lebensbereichen erfolgreich zu sein. Man fühlt sich verpflichtet, ein makelloses Bild von sich selbst zu präsentieren und hohe Erwartungen zu erfüllen, sei es im Beruf, in der Familie oder im sozialen Umfeld. So fühlen sich beispielsweise berufstätige Eltern gezwungen, sowohl im Beruf als auch zu Hause Bestleistungen zu erbringen. Über den damit einhergehenden Druck wird jedoch kaum gesprochen, was das Gefühl der Isolation und Überforderung noch verstärkt. Es fehlt die Unterstützung, die erst durch eine Gemeinschaft entsteht. Individualismus bringt viele Vorteile, aber auch signifikante Herausforderungen.

Vergleich und Konkurrenz

Ein weiterer aus dem Geist des Individualismus geborener Aspekt, der Menschen emotional ermüdet, ist das ständige Vergleichen mit anderen. Es treibt Menschen dazu an, bei anderen zu schauen, wie sie leben, was sie alles erreichen und schaffen. Soziale Medien verstärken dieses Phänomen, indem sie eine Plattform bieten, auf der vermeintlich perfekte Leben präsentiert werden. Der Vergleich mit diesen idealisierten Bildern und Videos kann Gefühle des Mangels und der Minderwertigkeit hervorrufen. Der Konkurrenzdruck um Anerkennung und Erfolg steigt, was den Stresslevel und die emotionale Belastung in die Höhe treibt. Man freut sich nicht mehr über den Erfolg der anderen, sondern leidet im Stillen daran, selbst nicht fähig zu sein, aus dem Vollen zu schöpfen.

Während der Individualismus persönliche Freiheit in den Vordergrund stellt, kann er gleichzeitig zu einem Verlust von Gemeinschaftsgefühl und Solidarität führen. Menschen sind weniger bereit, sich gegenseitig zu unterstützen und gemeinsame Ziele zu verfolgen. Das bedeutet: In Zeiten der Not fühlt sich jede und jeder Einzelne schnell allein und verlassen. Ein Paradox entsteht: Die Menschen arbeiten an sich, fördern ihre Stärken, um sich besser zu fühlen und leistungsfähiger zu werden, doch angesichts der hohen Erwartungen gehen viele darin unter. Anstatt zusammen an Stärken zu feilen und sich gegenseitig zu unterstützen, entsteht ein Konkurrenzdruck. Man kämpft für sich allein gegen die anderen und setzt sich dabei oft Maßstäbe, ohne die eigenen Grenzen und Fähigkeiten zu berücksichtigen. So geht es nicht mehr um persönliches Wachstum, sondern nur noch ums Gewinnen, genauer gesagt ums »Überleben«. Bei dem Stresslevel, das durch enormen Leistungsdruck entsteht, sind unsere Überlebensmechanismen längst aktiviert. Das Tragische: Man verliert sich selbst und das, was ein Leben wirklich erfüllt. Jeder Schritt nach vorn wird zur Qual, anstatt Stolz oder Freude über die eigenen Leistungen hervorzurufen.

Nie zuvor war es so leicht, in Gesellschaft, Familie oder Bildungssystemen unterzugehen. Dieses Gefühl entsteht nicht nur dann, wenn Menschen verstoßen, gedemütigt oder missbraucht werden, was furchtbar und inakzeptabel ist, sondern auch, wenn niemand im Umfeld echtes Interesse zeigt. Wenn es niemanden gibt, der sich für die Vorhaben und Ideen einer Person begeistert oder nachfragt, was sie denn für wichtig erachtet. Wer nie Bestätigung und Anerkennung für Taten, Leistungen und Gedanken bekommt, wem nie Raum für Gefühle gegeben wird, der wird zu einem »Geist«. Er wird unsichtbar. Es bleibt eine tiefe Hilflosigkeit und emotionale Erschöpfung zurück.

Merk dir

Nicht gesehen zu werden, gehört zu den schlimmsten Erfahrungen, die ein Mensch machen kann.

*Paula verbringt viel Zeit auf sozialen Medien und vergleicht ihr Leben ständig mit dem ihrer Freunde und der Influencer*innen. Sie sieht ihre scheinbar perfekten Karrieren, Reisen und soziale Leben und fühlt sich unzureichend, weil sie glaubt, nicht mithalten zu können. Dieser andauernde Vergleich mindert ihr Selbstwertgefühl und verursacht erheblichen emotionalen Stress. Sie kann sich mit diesem Gefühl der Minderwertigkeit und Unzulänglichkeit niemand anvertrauen, weil sie verstanden hat, dass sie sich damit nur unbeliebt macht. Also maskiert sie ihre Sorgen hinter einer Fassade von gespieltem Glück und*

Erfolg. Niemand fragt sie, wie es denn wirklich in ihr aussieht. Wie auch, denn bei ihr scheint es ja wie am Schnürchen zu laufen. Auch ihre Eltern bekommen von ihren schlaflosen Nächten nichts mit, in denen sie Selbstzweifel quälen. Also liegt sie oft stundenlang wach und versucht, den nächsten Tag mit Anstrengung zu überstehen. Hauptsache, noch einen Tag irgendwie hinter sich bringen.

Perfektionismus und Leistungsdruck

Der Zwang, alles perfekt machen zu müssen, um zu genügen und nach außen hin zu glänzen, unterdrückt andere Gefühle, die eigentlich wichtige Signale dafür sein könnten, dass man im Leben möglicherweise falsch abgebogen ist und genauer hinschauen sollte.

Unter solch einem Druck fragen sich jedoch die wenigsten, was wirklich gut für sie selbst wäre. Stattdessen richtet sich der Blick nach außen: Was erwartet die Familie, was die Gesellschaft, was scheint akzeptabel und erstrebenswert zu sein? Mit der Zeit verstummt dadurch die innere Stimme, Ängste und Zweifel werden ignoriert, und man beginnt, eine Mauer aufzubauen, hinter der man sich mithilfe einer Vielzahl an Verpflichtungen, Aktivitäten und Ablenkungen versteckt. Ein fragiles, ein dysfunktionales System entsteht, in dem das eigene Funktionieren zwar aufrechterhalten wird, doch das tiefe Empfinden für sich selbst verloren geht. Dieses System trägt man oft so lange mit sich, bis schließlich die innere Entfremdung und emotionale Leere so groß sind, dass nichts mehr geht.

Dabei ist dieser hohe Anspruch, außergewöhnlich zu sein und sich in jeder Lebenslage selbst zu übertreffen, keineswegs nur individuell entstanden. Er ist eng verknüpft mit gesellschaftlichen Erwartungen und dem Druck einer leistungsorientierten Kultur, die Perfektion als Norm setzt und persönliche Leistung ständig bewertet. Wenn Höchstleistungen hervorgehoben werden und Mittelmäßigkeit als Versagen gilt, wird der eigene Wert zunehmend an äußeren Erfolgen gemessen. Gerade dadurch fühlen sich immer mehr Menschen überfordert und psychisch belastet. Burn-out, chronische Unzufriedenheit und das quälende Gefühl, als Versager dazustehen, wenn man nicht jedes Ziel erreicht, sind Folgen eines gesellschaftlichen Klimas, das Leistung und ständige Optimierung fordert.

Daher gerät leicht in Vergessenheit, dass echtes persönliches Wachstum und wahre Zufriedenheit nicht automatisch mit Spitzenleistungen oder ununterbrochener Selbstverbesserung einhergehen müssen. Vielmehr könnte es darum gehen, authentisch zu sein, die eigenen Grenzen wahrzunehmen und sich bewusst zu erlauben, gelegentlich auch einfach »gut genug« zu sein. Es wäre ein wichtiger Schritt, sich von der gesellschaftlichen Vorstellung zu lösen, dass unser Wert und unsere Daseinsberechtigung an Perfektion gekoppelt sind, und stattdessen anzuerkennen, dass Menschlichkeit gerade darin liegt, auch Fehler machen und Grenzen setzen zu dürfen. Denn genau darin besteht die Möglichkeit, uns wieder mit uns selbst zu verbinden und der emotionalen Erschöpfung entgegenzuwirken.

Doch nicht alle Menschen können diesen Schritt zur bewussten Wahrnehmung ihrer eigenen Grenzen und Bedürfnisse einfach so gehen. Wenn der Druck und die Anforderungen zu groß werden und wir den Erwartungen um uns herum kaum noch standhalten können, greift unser inneres System manchmal zu Strategien, die uns helfen sollen, emotional zu überleben. Wir wechseln dann beispielsweise unmerklich in einen sogenannten »Funktionsmodus«, der es uns ermöglicht, äußerlich zu funktionieren, während innerlich bereits vieles erstarrt oder abgeschaltet ist. Zu diesen Überlebensstrategien komme ich in den folgenden Abschnitten.

Paula erwacht an einem Mittwoch noch vor dem Wecker, weil ihr Kopf bereits das Tagesprotokoll abspult: drei Kundentermine, der Entwurf für die Quartalspräsentation, ein Geburtstagskuchen für ihre Nichte, später ein Video-Call mit der Freundin in Kanada. Sie bleibt liegen, zählt die Stunden rückwärts und stellt fest, dass sie in der vergangenen Woche an keinem einzigen Tag mehr als fünf Stunden geschlafen hat. Die rechte Schulter sticht, weil sie sich nachts verkrampft auf die

Tastatur gelegt hatte, um »nur schnell« noch Folie 14 zu perfektionieren.

Im Büro wartet eine Mail ihres Vorgesetzten: »Brauche die finale Version bis 18 Uhr, danke!« Obwohl der Zeitplan längst übervoll ist, tippt sie automatisch »Kommt«. Der Kollege im Nebenbüro streckt den Kopf herein, fragt, ob sie am Freitag seine Präsentation probehören könne. Paula spürt das Ziehen hinter der Stirn, dennoch lächelt sie und sagt »Ja«. Zwischendurch ruft ihre Mutter an, erinnert an den Familienbrunch am Sonntag und an die Bitte, das Dessert zu übernehmen. Ein kurzes Zögern würde reichen, um abzusagen, doch das Wort »Nein« geht ihr nicht über die Lippen.

Beim Mittagessen versucht sie, das Salatblatt zu schmecken, aber der Gaumen bleibt taub. Eine innere Checkliste meldet: kein Wasser seit dem Morgen, keine kleine Verschnaufpause, dafür koffeinhaltiger Kaffee Nummer drei. Kurz darauf färbt sich ihr Kreislauf grau, das Sichtfeld verengt sich. Sie steht auf, geht ins Treppenhaus, setzt sich auf die oberste Stufe und starrt gegen den Beton. Ein Kollege findet sie dort, ruft besorgt ihren Namen. Paula nickt, sagt, es gehe gleich wieder, schiebt sich zurück an den Schreibtisch und arbeitet weiter.

Am Abend im Auto ploppen acht verpasste Nachrichten auf: die Freundin, die Hilfe beim Umzug braucht, der Bruder, der um eine Durchsicht seiner Steuerunterlagen bittet, der Chef, der einen späten Änderungswunsch schickt. Der Bordcomputer zeigt drei Prozent Akkustand auf ihrem Handy; in der gleichen Sekunde leuchtet die Tankanzeige auf Reserve. Paula kneift die Augen zu. Für einen Moment überlegt sie, den Wagen einfach stehen zu lassen und zu Fuß nach Hause zu gehen. Stattdessen fährt sie zur Tankstelle, tippt während des Tankens die ersten Antworten und verspricht erneut Hilfe.

Zu Hause empfängt sie Stille. Die Pflanzen auf dem Fensterbrett, die sie seit Wochen nicht mehr gegossen hat, lassen die Blätter hängen. Im Bad bemerkt sie, dass die Regelblutung zwei Tage früher eingesetzt hat; der Hormonabfall verstärkt ihre Reizbarkeit, doch für zyklische

Schwankungen bleibt kein Raum. Sie würgt eine Schmerztablette hinunter, klappt den Laptop auf, arbeitet weiter. Erst um halb drei morgens legt sie sich hin. Noch bevor sie einschläft, beginnt das Herz zu rasen, als wollte es vor dem nächsten Aufstehen warnen.

Die Spur zurück zu den Wurzeln unserer Erschöpfung zeigt Folgendes: Sie entsteht selten auf einen Schlag, sondern wächst aus vielen kleinen Überforderungen, die sich im Lauf der Zeit ineinander verhaken. Genau hier stellt sich oft eine entscheidende Frage: Handelt es sich bereits um einen Burn-out oder gar um eine Depression oder um ein breiteres Erschöpfungssyndrom, das Körper, Gefühle und Beziehungen gleichermaßen eintrübt? Diese Unterscheidung ist bedeutsam, weil sie je eigene Dynamiken, Warnsignale und Wege der Heilung birgt. Bevor wir also weitergehen, lohnt ein genauer Blick darauf, was Erschöpfungssyndrome eigentlich sind, wie genau ein Burn-out oder eine Depression sich davon unterscheiden und warum alles dennoch denselben Ursprung in chronischem Stress und innerer Überlastung hat.

Merk dir

Emotionale Erschöpfung ist keine Krankheit, aber ein ernstes Warnsignal.

FOLGEN: ERSCHÖPFUNGSSYNDROME

Auch wenn das Gefühl tiefer Müdigkeit oft ähnlich ist, sprechen Fachleute von unterschiedlichen »Erschöpfungssyndromen«. Die Begriffe klingen technisch, doch sie helfen dabei, die passende Hilfe zu finden. Im Folgenden bekommst du deshalb einen kompakten Überblick ohne Fachjargon, dafür mit dem Blick darauf, woran du die einzelnen Formen erkennst und weshalb die Unterscheidung wichtig sein kann. Außerdem gehe ich im Anschluss darauf ein, wie Experten Burn-out und Depression definieren.

Erschöpfungssyndrome beschreiben Zustände tiefgehender körperlicher, emotionaler und geistiger Erschöpfung, die durch anhaltenden Stress und dauerhafte Überforderung entstehen. Ein wesentliches Merkmal dabei ist, dass angemessene Bewältigungsstrategien fehlen oder zu lange vernachlässigt wurden. Häufig fällt es Betroffenen schwer, rechtzeitig Grenzen zu setzen, »Stopp« zu sagen und um Hilfe zu bitten.

Die Symptome eines solchen Erschöpfungssyndroms sind vielfältig und zeigen sich auf unterschiedlichen Ebenen:

- **Physische Symptome:** anhaltende Müdigkeit, Schlafstörungen, Kopfschmerzen oder Beschwerden im Magen-Darm-Bereich
- **Emotionale Symptome:** Gefühl der inneren Leere, Abgestumpftheit, erhöhte Reizbarkeit
- **Kognitive Symptome:** Konzentrationsprobleme, Merkfähigkeitsstörungen, Schwierigkeiten, klare Entscheidungen zu treffen
- **Verhaltenssymptome:** sozialer Rückzug, verminderte Leistungsfähigkeit und oftmals erhöhter Konsum von Suchtmitteln

Ich stelle hier die häufigsten namentlich vor:

Neurasthenie – die klassische Erschöpfungsstörung

Bereits vor über hundert Jahren beschrieben Ärzte einen Zustand, in dem Menschen nach kleinster Anstrengung wie ausgebrannt dalagen, der Körper ständig rebellierte und der Kopf kaum noch klar denken wollte. Heute taucht dieser alte Name im Diagnosekatalog als F48.0 auf (Neurasthenie)[3]. Diese Klassifikationen im Diagnosekatalog dienen zur standardisierten Verschlüsselung von Diagnosen und finden sich beispielsweise auf der Arbeitsunfähigkeitsbescheinigung (»gelber Schein«), die man beim Arbeitgeber und bei der Krankenkasse einreicht.

Typisch bei der Neurasthenie ist eine fast dauernde Müdigkeit kombiniert mit Reizbarkeit, Schlafproblemen und dem Gefühl, jeder Reiz sei zu viel. Wer drei Monate lang so erschöpft ist, dass normale Pausen nicht mehr helfen, kann in diese Kategorie fallen.

Erschöpfung hat nicht immer primär psychische Ursachen. Es gibt Erkrankungen, bei denen körperliche Prozesse im Vordergrund stehen wie etwa postinfektiöse Fatigue-Zustände oder ME/CFS. Typisch sind eine anhaltende, unverhältnismäßige Erschöpfung und eine deutliche Zustandsverschlechterung nach geringer Belastung. In solchen (und auch bei psychisch bedingten Zuständen) Fällen braucht es eine medizinische Abklärung und je nach Diagnose, eine spezialisierte, interdisziplinäre Begleitung. Dieses Buch konzentriert sich auf emotionale Erschöpfung und psychische Belastungsmuster; körperlich begründete Erschöpfung wird hier nicht vertieft. Wenn du unsicher bist, lass die Ursachen ärztlich prüfen.

Stress- und arbeitsbezogenes Erschöpfungssyndrom

Vor allem in Schweden findet man dafür den offiziellen Namen »Exhaustion Disorder«. Gemeint ist eine Form der Langzeitüberlastung, bei der ständiger Druck, Job, Familie, Dauerbereitschaft das Nervensystem auswringen. Betroffene spüren morgens keine Erholung, sind schnell überreizt, reagieren empfindlich auf Lärm oder Licht und haben das Gefühl, selbst alltägliche Aufgaben kaum noch bewältigen zu können. Entscheidend ist: Die Beschwerden bestehen seit mindestens sechs Monaten und bessern sich nicht mehr durch ein freies Wochenende.

Burn-out als arbeitsbezogene Variante

Wenn Erschöpfung, Zynismus und das Gefühl, nichts mehr zu leisten, vor allem im Zusammenhang mit der Arbeit auftreten, sprechen viele von Burn-out. Die Müdigkeit sitzt dann nicht nur im Körper, sondern auch im

Blick auf Kund*innen, Kolleg*innen, Patient*innen: Man distanziert sich, weil die eigene Kraft nicht mehr reicht. Burn-out ist in Deutschland kein eigenständiges Krankheitsbild, sondern ein Risikozustand und er wird unter Z 73.0 codiert. Die Fachwelt ist sich einig: Dauert dieser Zustand an, kann er in eine Depression oder andere Erkrankungen übergehen. Da das Thema so wichtig ist, auch im Zusammenhang mit emotionaler Erschöpfung, gehe ich im folgenden Abschnitt näher drauf ein.

Was Burn-out (noch) ist und was nicht

Burn-out besitzt in Deutschland durchaus Krankheitswert: Ärztinnen und Ärzte können es unter dem ICD-10-Schlüssel Z 73.0 – »Probleme mit der Lebensführung« codieren[4]. Trotzdem gilt Burn-out offiziell weder als eigene körperliche noch als psychiatrische Erkrankung. Die gängigste, sehr alltagstaugliche Beschreibung lautet deshalb schlicht: ein Zustand tiefer körperlicher und mentaler Erschöpfung.

Darüber hinaus wimmelt es von Definitionen. Seit Herbert Freudenberger[5] (deutsch-amerikanischer klinischer Psychologe) das Phänomen 1974 erstmals benannte, versuchen Fachleute, seine Umrisse zu fassen. Freudenberger sprach von einem Prozess, der sich langsam durch dauerhaften Stress und pausenlosen Energieeinsatz aufbaut und schließlich in völliger Erschöpfung mündet. Später listete der Burn-out-Forscher Prof. Dr. Matthias Burisch[6] mehr als 130 Einzelsymptome von Schlaflosigkeit über Zynismus bis Herzrasen auf. So viel Vielfalt verwischt allerdings die Konturen: Manche Merkmale schließen sich sogar gegenseitig aus, und niemand weiß, in welcher Reihenfolge sie auftreten. Das erschwert Forschung, Diagnose und Therapie gleichermaßen.

Um zumindest ein Raster zu haben, nutzen viele Studien daher das sogenannte Maslach Burnout Inventory[7]. Das Maslach Burnout Inventory, kurz MBI, ist ein Fragebogen, den Christina Maslach und Susan E. Jackson

Anfang der 1980er-Jahre entwickelt haben, um das Phänomen des beruflichen Burn-outs erstmals systematisch messbar zu machen. Bis heute gilt das Instrument in Wissenschaft und Praxis als internationaler Referenzstandard, wenn es darum geht, das Ausmaß von Burn-out in verschiedenen Berufsgruppen zu erfassen. Charakteristisch für Burn-out ist demnach folgende Symptomtrias:

- **Emotionale Erschöpfung:** Das Gefühl von völliger emotionaler und energetischer Erschöpfung gilt als Hauptsymptom.
- **Depersonalisation:** Es kommt zu zunehmender mentaler Distanz zur Arbeit oder Gefühlen von Negativismus und Zynismus bezüglich der Arbeit.
- **Reduzierte Leistungsfähigkeit:** Die Produktivität sinkt, Fehler häufen sich und die berufliche Leistung nimmt deutlich ab.

Doch selbst Christina Maslach betont, dass ihr Fragebogen kein Diagnosewerkzeug ist, sondern nur eine Forschungshilfe.

Wegen dieser Unschärfen gründete die Deutsche Gesellschaft für Psychiatrie, Psychotherapie und Nervenheilkunde (DGPPN) 2011 eine Task-Force »Burn-out«[8]. Deren Positionspapier von 2012 schlägt ein praktikables Koordinatensystem vor:

- **Auslöser:** ungewöhnlich hohe oder widersprüchliche Anforderungen am Arbeitsplatz plus individuelle Verwundbarkeiten
- **Verlauf:** vegetative Stresssymptome (zum Beispiel Schlafstörung, Herzrasen), die Wochen bis Monate anhalten und sich nicht durch ein freies Wochenende zurückbilden
- **Bedeutung:** Burn-out gilt als Risikozustand und er kann in eine psychische oder körperliche Erkrankung münden.

Die DGPPN empfiehlt deshalb weiter, Burn-out unter die Probleme mit Bezug auf Schwierigkeiten bei der Lebensbewältigung (ICD-10: Z 73.0) zu verschlüsseln, aber gleichzeitig genau hinzuschauen: Liegt lediglich Erschöpfung vor? Verbirgt sich dahinter eine Grunderkrankung (etwa eine Autoimmun- oder Krebserkrankung)? Oder hat sich bereits eine Folgeerkrankung wie Depression oder Angststörung entwickelt? Erst diese Differenzierung entscheidet, ob Prävention genügt, ob eine Burn-out-spezifische Begleitung reicht oder ob eine vollwertige Behandlung der zugrunde liegenden beziehungsweise nachfolgenden Krankheit nötig wird.

Unterm Strich: Erschöpfung steht immer im Zentrum, doch Burn-out ist ein Chamäleon. Er braucht eine sorgfältige Einordnung, damit die richtige Hilfe an der richtigen Stelle ansetzen kann.

Merk dir

Burn-out ist das Ergebnis, wenn wir unsere eigenen Bedürfnisse so lange ignorieren, bis nichts mehr von uns übrig ist.

Erwähnenswert ist zudem, dass die Weltgesundheitsorganisation (WHO) den Begriff Burn-out in ihrer internationalen Klassifikation von Krankheiten in der Version ICD-11 wie folgt abgrenzt. In der ICD-11 ist Burn-out ebenfalls keine eigenständige Erkrankung, sondern eine Zusatzkodierung, die zusammen mit einer bestehenden Diagnose verwendet wird. Burn-out wird in der ICD-11 explizit als »Faktor, der die Gesundheit oder die Inanspruchnahme von Gesundheitsdiensten beeinflusst«, bestimmt. Die WHO versteht darunter ein Syndrom, das ausschließlich auf chronischen, nicht erfolgreich bewältigten beruflichen Stress zurückzuführen ist. Burnout bezieht sich nach dieser Definition also spezifisch auf den Arbeitskontext.

Beispielhaft kann man sich die Phasen des Burn-outs folgendermaßen vorstellen: In der Anfangsphase sind Betroffene hoch motiviert und engagiert, arbeiten viel und lange und streben nach Perfektion. Dieser Umstand führt zur chronischen Überlastung, was mit lang anhaltendem Stress, Schlafmangel und vermehrten Fehlern einhergeht. Das Verrichten der Arbeit wird zunehmend schwerer, sodass sich Betroffene noch mehr anstrengen, um gut genug zu sein und den hohen Maßstab, den sie sich selbst gesetzt haben, halten zu können. Die Folge daraus ist wiederum, dass durch die zunehmenden Misserfolge eine negative Einstellung zur Arbeit entsteht und sie sich emotional distanzieren. Was also zu Beginn mit viel Begeisterung startete, mündet in eine kalte Apathie. Letztlich entsteht eine völlige Erschöpfung, die sich körperlich und emotional auswirkt, sodass selbst alltägliche Aufgaben nicht mehr bewältigt werden können.

Sowohl Erschöpfungssyndrome als auch Burn-out entwickeln sich schleichend und können schwerwiegende Folgen mit sich bringen.

Paulas letzter Zusammenbruch ließ sie sehr nachdenklich werden. Sie geht gedanklich ihre Arbeit, ihr Leben und ihre Verfassung durch und stellt mit Schrecken fest, dass sie überhaupt nicht bemerkt hat, in was sie sich hineingeritten hat.

Sie ist stets hoch motiviert und engagiert in ihrer Arbeit. Sie bleibt dort für lange Stunden und arbeitet unermüdlich an ihren Projekten und hat stets das Bestreben, die Dinge perfekt zu machen. Sie will erfolgreich sein und auch so gesehen und geschätzt werden. Doch mit der Zeit beginnt die chronische Überlastung ihren Tribut zu fordern. Paula fühlt sich ständig müde, hat Schlafstörungen und leidet an Kopfschmerzen und Magenbeschwerden. Ihre Konzentrationsprobleme und Gedächtnismängel nehmen zu und beeinträchtigen ihre Leistungen erheblich.

*Ihre Erschöpfung wird immer deutlicher. Paula ist reizbar, leer und emotional abgestumpft. Selbst die kleinsten Aufgaben werden ihr zu viel und es kommt immer wieder zu Konflikten mit Vorgesetzten und Kolleg*innen. Das Unverständnis wächst in ihr an und wird unüberwindbar. Sie sieht alles negativ.*

*Mit der Zeit entwickelt Paula eine zynische Haltung gegenüber ihrer Arbeit und ihren Kolleg*innen. Sie distanziert sich emotional und fühlt sich zunehmend entkoppelt. Der Druck und die Erwartungen* *führen dazu, dass sie sich immer mehr zurückzieht und ihr soziales Leben auf ein Minimum reduziert.*

Schließlich erreicht Paula den Punkt völliger Erschöpfung. Sie kann ihren täglichen Aufgaben nicht mehr nachgehen und selbst einfache Aktivitäten überfordern sie so stark, dass sie regelmäßig zusammenbricht.

Die Geschichte von Paula verdeutlicht die Ernsthaftigkeit einer solchen Situation und dass sie einer Behandlung bedarf. Eigene Bedürfnisse, die Beachtung von Grenzen und gesunde Bewältigungsstrategien sind hierbei wichtige Kernpunkte, die es zu entwickeln gilt, damit die emotionale und psychische Gesundheit erhalten werden kann. Der erste Schritt ist aber meistens der, dass man erkennt, dass etwas passieren muss, und sich Hilfe sucht.

Die WHO betont bei einem Burn-out explizit den Bezug zum Arbeitskontext und schließt damit andere Belastungsbereiche, wie etwa familiäre oder soziale Überforderungen, als auslösende Faktoren aus. Doch viele Menschen werden sich an dieser Stelle zu Recht fragen: Wie kann das sein? Auch das Familienleben, die Pflege von Angehörigen, die Erziehung von Kindern oder die alltägliche Verantwortung, die wir im Privaten tragen, können so fordernd und überfordernd sein, dass sie zu einem Zustand tiefer Erschöpfung führen. Es handelt sich dabei um einen Zustand, der sich subjektiv nicht weniger schwer oder einengend anfühlt als das, was wir gemeinhin als Burn-out bezeichnen.

Dass Burn-out von der WHO ausschließlich auf beruflichen Stress zurückgeführt wird, hat unter anderem systemische Gründe: Es geht um Klarheit in der Diagnose, um die Einordnung in das Krankheitsklassifikationssystem und um internationale Vergleichbarkeit. Doch diese Einordnung greift für viele Menschen zu kurz und birgt die Gefahr, dass die Erschöpfung in anderen Lebensbereichen übersehen oder nicht ernst genommen wird.

Deshalb ist es mir wichtig, einen weiteren Blickwinkel einzunehmen. Denn emotionale Erschöpfung kann unabhängig vom Berufsfeld oder Beschäftigungsstatus auftreten. Sie kann jede*n treffen, ob angestellt, selbstständig, in Elternzeit, pflegend oder arbeitssuchend. Und genau deshalb verdient sie Aufmerksamkeit. Nicht, um mit Definitionen zu diskutieren, sondern um Menschen in ihrer Lebensrealität abzuholen.

Differenzieren: Abgrenzung zur Depression

Eine wichtige Abgrenzung ist die zur *Depression*: Zwar können die Symptome ähnlich sein, insbesondere Antriebsminderung, Erschöpfung und ein Gefühl des Leerseins, aber emotional Erschöpfte haben oft noch Momente, in denen sie sich freuen und erholen können. Sie gehen in der Regel auch noch gerne ihren Hobbys nach. Bei einer Depression hingegen wird das gesamte Gefühlsspektrum langfristig stärker eingetrübt.

Allerdings kann der Übergang schleichend sein und sie ist oft schwer zu erkennen. Daher kommen hier die *Schlüsselveränderungen*, die darauf hinweisen, dass sich eine emotionale Erschöpfung in eine Depression verwandelt:

- Während sich eine emotionale Erschöpfung durch Stimmungsschwankungen bemerkbar macht, manifestiert sich eine Depression durch anhaltende Niedergeschlagenheit (manchmal auch eine tiefe Traurigkeit) und Hoffnungslosigkeit, die über Wochen oder Monate anhält.
- Ein signifikantes Merkmal einer Depression ist der Verlust des Interesses an Aktivitäten, die früher Freude bereitet haben. Betroffene fühlen sich selbst bei den Lieblingsbeschäftigungen freudlos.
- Obwohl Schlafstörungen bei emotionaler Erschöpfung häufig sind, verschlimmern sie sich oft bei einer Depression. Manchmal kann es sogar zu einer Umkehr des Schlafrhythmus kommen, sodass die Nacht zum Tag und der Tag zur Nacht wird. In anderen Fällen kann es zu einem vermehrten Schlafbedürfnis kommen.

- Depressionen führen zudem zu verändertem Essverhalten, was sich in Appetitlosigkeit und Gewichtsverlust zeigen kann oder umgekehrt – es kommt zu Heißhungerattacken und zur Gewichtszunahme.
- Besonders besorgniserregend ist das Anzeichen der Gedanken an Selbstverletzung oder Suizid. Diese erfordern sofortige professionelle Hilfe.
- Menschen mit Depressionen kämpfen häufig mit intensiven Gefühlen der Wertlosigkeit und Schuld, unabhängig von ihren tatsächlichen Umständen oder Leistungen.

Eine Depression ist eine psychische Erkrankung, die neben emotionaler Erschöpfung viele weitere Symptome umfassen kann, anhaltende Niedergeschlagenheit, Interessenverlust, Hoffnungslosigkeit, Schuldgefühle, Konzentrationsstörungen, Schlaf- oder Appetitstörungen und häufig auch körperliche Beschwerden. Eine Depression dauert in der Regel länger als eine schwierige Phase und kann verschiedene Schweregrade haben. Sie kann nicht immer allein durch Entspannung und Erholung bewältigt werden. Oft ist eine professionelle Behandlung durch Therapie notwendig und eine ärztliche Abklärung sogar obligatorisch.

Emotionale Erschöpfung kann allerdings ein Vorläufer für schwerwiegende psychische Gesundheitsprobleme sein. Frühe Interventionen und Unterstützung beziehungsweise eine gute Selbstkenntnis und -fürsorge können helfen, den Übergang von emotionaler Erschöpfung zu Burn-out oder Depressionen zu verhindern und deine Gesundheit zu erhalten.

Hier sind die wesentlichen Unterschiede zwischen emotionaler Erschöpfung und Depression übersichtlich dargestellt:

Merkmal	Emotionale Erschöpfung	Depression
Definition	Zustand extremer Erschöpfung durch anhaltenden Stress oder Überlastung	psychische Erkrankung mit anhaltender Niedergeschlagenheit, Antriebslosigkeit und Interessenlosigkeit
Ursachen	chronische Belastung, z. B. Arbeit, Beziehung, familiäre Belastungen	vielfältig, u. a. genetisch, neurobiologisch, psychologisch, oft ohne direkten Auslöser
Dauer und Verlauf	Kann kurzfristig auftreten; bessert sich oft durch gezielte Entspannung *und* Änderung der Umstände.	Hält über längere Zeit an (mindestens zwei Wochen); bessert sich selten von allein.
Emotionale Symptome	Gefühl der Überforderung, Frustration, Reizbarkeit, Abgeschlagenheit, innere Leere	tiefe Traurigkeit, Hoffnungslosigkeit, Interessenverlust, Schuldgefühle, Gefühl der Gefühllosigkeit
Antrieb und Energie	reduzierte Energie, Erschöpfung, aber grundsätzlich noch handlungsfähig	deutlicher Verlust von Antrieb, massive Anstrengung für einfache Tätigkeiten, Gefühl der Erstarrung
Freude erleben	eingeschränkt, aber Freude noch punktuell möglich	stark eingeschränkt oder unmöglich, auch bei zuvor angenehmen Aktivitäten
Selbstwertgefühl	Bleibt meist stabil, eventuell punktuelle Selbstzweifel.	häufig stark vermindert, Gefühle von Wertlosigkeit und Selbstkritik

Merkmal	Emotionale Erschöpfung	Depression
Körperliche Symptome	Müdigkeit, Schlafprobleme, Verspannungen, Konzentrationsprobleme	Appetitveränderungen, schwere Schlafstörungen, Gewichtsveränderungen, körperliche Schmerzen
Soziale Interaktion	Sozialer Rückzug, aber Wunsch nach Austausch oder Unterstützung bleibt oft.	starker sozialer Rückzug, Isolation, kein Interesse oder Energie für soziale Kontakte
Behandlung	Entlastung, Ruhe, Stressreduktion, Anpassung der Lebenssituation; ggf. professionelle Hilfe	Psychotherapie, ggf. Medikamente, professionelle Hilfe notwendig

Paulas Feststellung, dass etwas passieren muss und sie so nicht mehr weitermachen kann, löst erste zaghafte Schritte aus. Sie informiert sich im Internet und kauft sich einige Ratgeber zu dem Thema. Allerdings ist sie damit auch schnell überfordert und sie legt das Kapitel über die verschiedenen Erschöpfungssyndrome zur Seite und spürt eine leise Unruhe. Sie erkennt sich in vielem wieder. Mal hier ein Satz zu postviral, dort ein Detail aus dem Burn-out-Abschnitt oder sogar zur Depression. Gleichzeitig bleibt ein Fragezeichen: Wo stehe ich eigentlich genau?

Vielleicht hast auch du beim Lesen bemerkt, dass sich die Begriffe manchmal überlappen. Genau deshalb lohnt sich jetzt ein Innehalten: weniger Theorie, mehr persönlicher Standort.

Dein behutsamer Selbst-Check

Die folgenden Fragen ersetzen keine Diagnose, sie öffnen lediglich ein Fenster nach innen. Lies sie in Ruhe, vielleicht mehrmals. Notiere Stichworte, spüre in den Körper, beobachte, welche Emotion auftaucht: Neugier, Widerstand, Erleichterung. Alles darf da sein.

- **Erholung**
  Kommst du nach einer normalen Nacht mit acht Stunden Schlaf spürbar zu Kräften oder fühlt sich der Morgen trotzdem schwer an?
  Wie viele freie Tage brauchtest du, um dich wirklich klar im Kopf und leicht im Körper zu fühlen?

- **Auslöser und Muster**
  Wann genau steigt deine Müdigkeit am stärksten: nach sozialen Kontakten, geistiger Arbeit, körperlicher Anstrengung oder scheinbar grundlos?
  Gibt es einen Punkt, an dem jede zusätzliche Aufgabe dich innerlich überflutet, selbst wenn sie klein ist?

- **Körperzeichen**
  Flattert dein Herz, rauscht dein Kopf oder ziehen Muskeln an Tagen, die objektiv gar nicht so voll sind?
  Verschlimmern sich Symptome deutlich, wenn du dich zu körperlicher Aktivität zwingst?

- **Gedanken und Gefühle**
  Kreisen deine Gedanken eher um unerledigte Aufgaben (typisch bei arbeitsbezogener Erschöpfung) oder um ein diffuses »Ich schaffe gar nichts mehr«?
  Fühlst du dich gereizt, zynisch, vielleicht sogar distanziert von Menschen, die dir früher wichtig waren?

- **Zeitfenster**
  Seit wann hält dieser Zustand an? Hat eine Krankheit, ein Trauerfall oder ein Projekt ihn ausgelöst, oder kam er schleichend?
  Bessert sich irgendetwas durch ein freies Wochenende oder einen Kurzurlaub, oder bleibt das Grundgefühl unverändert?

Hinweis: Bleibt die Erschöpfung trotz Schlaf, Pausen und Urlaub unverändert, tauchen starke körperliche Reaktionen nach geringster Anstrengung auf oder ziehen sich die Symptome bereits über mehrere Monate hin, lohnt eine ärztlich-fachliche Abklärung. Notiere dir erste Antworten; sie helfen im nächsten Schritt, wenn du Unterstützung suchst.

Durch diesen Selbst-Check entsteht kein Etikett, aber ein klarerer Umriss deiner Situation. Das genügt, um in den folgenden Kapiteln gemeinsam zu schauen: Was kannst du für dich tun? Welcher erste Schritt fühlt sich machbar an? Und wer ist gegebenenfalls ein*e Ansprechpartner*in?

Ob und wie ein Burn-out behandelt wird, hängt davon ab, wo man ihn auf der Landkarte der seelischen Störungen verortet (ob als Burn-out, Anpassungsstörung, somatoforme oder depressive Symptomatik verschlüsselt). Manche Fachleute sehen darin ein eigenständiges Krankheitsbild, andere eine Vorstufe oder Schwester der Depression, wieder andere sprechen von einer Folge massiver Arbeitsüberlastung. Je nach Blickwinkel kommen also unterschiedliche therapeutische Wege ins Spiel.

In frühen und mittleren Phasen lässt sich Burn-out noch recht gut von einer voll ausgeprägten Depression trennen. Während Burn-out-Betroffene häufig zwischen gereizter Unruhe, Angst oder Wut schwanken und noch hoffen, »mit einem Urlaub wieder auf die Beine zu kommen«, spürt man bei einer Depression eher tiefe Bedrücktheit, Antriebslosigkeit und eine alles durchziehende Melancholie. Kurz: Burn-out treibt zunächst nach oben, also dieses »immer höher, immer schneller«, und dann kommt der Fall, Depression zieht herunter und bremst. Auch Studien zeigen

Überschneidungen, aber eben nicht völlige Deckung: Vor allem die typische Distanzierung (»Mir sind alle egal«) und das schrumpfende Gefühl eigener Leistungsfähigkeit im Burn-out sind nicht deckungsgleich mit einer Depression. Trotzdem sind sich Expert*innen einig: In einem späten Stadium sind Burn-out und depressive Episode kaum mehr auseinanderzuhalten.

Was bedeutet das praktisch? Wer noch im Alarm- und Antreibermodus steckt, profitiert oft von einer Kombination aus Stressdiagnostik, moderatem Arbeits-Reset, psychotherapeutischer Begleitung und körperorientierten Entlastungen. Ist die Abwärtsspirale bereits so weit fortgeschritten, dass tiefe Hoffnungslosigkeit, Schlaflosigkeit oder Suizidgedanken auftauchen, braucht es zwingend eine therapeutische und/oder ärztlich-psychiatrische Behandlung, die den gesamten depressiven Komplex adressiert: Medikamente können dann ebenso sinnvoll sein wie eine intensive Psychotherapie oder, wenn nötig, eine stationäre Behandlung.

Jenseits der formalen Zuordnungen bleibt die entscheidende Frage: Wie kommt es überhaupt dazu, dass sich ein solcher Erschöpfungszustand entwickelt und sich so hartnäckig im Alltag einnistet, bis er irgendwann wie ein neues, aber tief ungesundes »Normal« erscheint? Hier kommen einige zusätzliche Aspekte, die im Grunde leise auf die dahinterliegenden Überlebensstrategien hinweisen:

- Unrealistische Erwartungen durch andere und sich selbst. Die ständige Konfrontation, diese Standards und Erwartungen nicht erreichen zu können, hinterlässt ein Gefühl der Inkompetenz, das Scham und Schuld auslösen kann. Und das, obwohl man sich jeden Tag anstrengt und sein Bestes gibt.
- Verrichtete Dinge werden wieder und wieder überprüft oder verbessert, eigene Entscheidungen stundenlang überdacht, das eigene Verhalten analysiert und es bleibt immer die leise Stimme zurück, die sagt: »Es reicht nicht«, »Du bist nicht gut genug«.

- Keine Grenzen zu haben, bedeutet, kaum oder wenig Zeit für sich selbst zu haben. Wenn man zu Dingen »Ja« sagt, dann gibt es wenig Raum für sich selbst, um wieder »aufzutanken«.
- Unzureichende Ressourcen, die finanzieller, struktureller oder emotionaler Art sein können, lösen bei Menschen eine Schwere aus. Es fühlt sich an, als ob man die ganze Last der Welt auf seinen Schultern trägt.
- Emotionale Verfügbarkeit für Familie, Freunde und Arbeitskolleg*innen bedeutet fast immer auch, dass eigene Bedürfnisse vernachlässigt werden. Alle anderen werden zuerst »bedient« und oft fehlt dann noch die Kraft für sich selbst und die eigenen Bedürfnisse.
- Wenn das Leben, das man führt, nicht mit den eigenen Wertvorstellungen übereinstimmt, dann lösen diese Diskrepanzen Störgefühle in Menschen aus. Das kann sich dann anfühlen, wie fremdgesteuert zu sein oder das eigene Leben als nicht sinnhaft zu empfinden. Man verliert die Hoffnung und wird traurig und müde darüber.

Was wir bisher mitnehmen können: Emotionale Erschöpfung ist ein zentraler Bestandteil des Burn-outs, doch nicht jede Form emotionaler Erschöpfung erfüllt automatisch alle Kriterien, die für eine Burn-out-Diagnose laut ICD-11 notwendig sind. Während Burn-out dort klar an den beruflichen Kontext gebunden ist, kann emotionale Erschöpfung in ganz unterschiedlichen Lebensbereichen entstehen, auch jenseits von Arbeit und Karriere. Sie ist vielfältig in ihrer Ursache und Wirkung und verdient gerade deshalb besondere Aufmerksamkeit.

Nachdem die Wurzeln der emotionalen Erschöpfung freigelegt sind, wie frühe Prägungen, anhaltender Druck, ungelebte Gefühle, wird deutlich, dass Ermüdung selten aus einem einzelnen Ereignis entsteht. Sie wächst langsam, wie feine Risse in einem Fundament. Doch genau in diesen Rissen hat die Psyche begonnen, sich zu schützen: Sie hat Wege gefunden, weiter zu funktionieren, auch wenn das innere Gleichgewicht längst nicht mehr gegeben ist.

Bevor wir die Reise in Richtung Entlastung und Umgang mit Erschöpfung fortsetzen, lohnt es sich, diese Schutzwege genauer zu betrachten. Welche Strategien hat unsere Psyche entwickelt, um Schmerz, Angst oder Überforderung zu dämpfen? Welche Muster retten uns bis heute durch den Tag und rauben uns die Kraft, die wir so dringend brauchen?

Im nächsten Abschnitt öffnen wir deshalb den Vorhang zu den Überlebensstrategien: automatische Reaktionen, die einst in Urzeiten notwendig waren, heute aber oft das Weiterkommen behindern. Wenn wir verstehen, wie sie funktionieren, können wir sie behutsam entwirren und nach und nach durch bewusstere, tragfähige Formen der Selbstfürsorge ersetzen.

ÜBERLEBENSSTRATEGIEN – WIE WIR VERSUCHEN, UNS ZU SCHÜTZEN

Unsere Schutzmechanismen angesichts psychischer Belastungen sind vielfältig. Dissoziation und Funktionsmodus sind Phänomene, die Menschen besonders dann erleben, wenn Belastungen und emotionale Überforderungen über längere Zeit anhalten und kaum noch erträglich erscheinen. *Dissoziation* beschreibt dabei das Gefühl, emotional und mental »abgeschaltet« oder abgespalten zu sein.

Der *Funktionsmodus* hingegen meint einen Zustand, in dem du zwar nach außen hin gut funktionierst und Aufgaben erledigst, innerlich aber kaum noch Zugang zu deinen eigenen Gefühlen hast. Beide Zustände sind komplexe psychische Mechanismen, die einerseits Folgen von lang anhaltender emotionaler Erschöpfung sein können, andererseits aber auch Strategien darstellen, die uns davor schützen sollen, von Schmerz und Überforderung überwältigt zu werden.

Im Folgenden betrachten wir diese Zustände einmal genauer.

Dissoziation und emotionale Erschöpfung – ein besonderer Zusammenhang

Dissoziation ist ein psychologischer Zustand, in dem sich eine Person von ihren Gedanken, Gefühlen, Erinnerungen und manchmal auch von ihrer Identität abkoppelt. Sie beschreibt in der Psychologie das Auseinanderfallen von psychischen Funktionen, also wenn Wahrnehmung, Gedanken und Bewusstsein nicht mehr miteinander verknüpft sind. Das ist für viele kaum vorstellbar, daher kommt hier ein Beispiel, das dabei helfen kann, diesen Zustand besser zu begreifen:

Stell dir vor, du befindest dich in einer Filmkulisse und der Film, der gedreht wird, stellt dein Leben dar. Normalerweise bist du der Hauptcharakter, vollkommen in die Handlung eingebunden und emotional beteiligt. Doch während der Dissoziation befindest du dich nicht länger im Film, sondern auf der Zuschauertribüne, distanziert von der Handlung. Du siehst dich selbst agieren, erlebst jedoch keine Verbindung zu den gezeigten Gefühlen oder Ereignissen. Es ist, als ob du ein Zuschauer deines eigenen Lebens wärst.

Menschen, die dissoziieren, fühlen sich oft von ihrer eigenen Person entfremdet. Es ist, als würden sie ihren Körper und ihre Gedanken von außen betrachten, ohne wirklich beteiligt zu sein. Oft hört man sie sagen: »Das bin nicht wirklich ich, der da spricht oder handelt« oder »Ich habe das Gefühl, neben mir zu stehen«. Gefühle scheinen in diesem Zustand weit weg oder sogar völlig abwesend. Betroffene empfinden weder Freude noch Traurigkeit, sondern eine emotionale Leere, so als wären die Emotionen hinter einer Glasscheibe eingeschlossen. Handlungen werden wie mechanisch ausgeführt, ohne sich dessen bewusst zu sein. Es ist quasi so, als ob man auf Autopilot schaltet – man erledigt Aufgaben, interagiert mit anderen, aber ohne echte emotionale Beteiligung. Während einer Dissoziation kann die Zeit verschwommen erscheinen. Betroffene erleben Stunden, Tage oder sogar Wochen wie ein verschwommenes Kontinuum ohne klare Erinnerung. Es ist, als wäre die Zeit einfach verschwunden. Es mündet zudem oft in Erinnerungslücken, da die Dissoziation Erinnerungen fragmentiert und damit schwer zugänglich macht. Sie erschwert Betroffenen, Ereignisse oder Details abzurufen, die sie erlebt haben.

Menschen, die dissoziieren, können emotionale Erschöpfung anders erleben, da sie nicht die typischen intensiven Emotionen und Stimmungsschwankungen durchlaufen, die weiter oben als »Gefühlsgewitter« beschrieben wurden. Vielmehr können sich bei ihnen körperliche Symptome bemerkbar machen, wie beispielsweise Kopf- oder Magenschmerzen, Verdauungsprobleme et cetera. Diese körperlichen Beschwerden können Zeichen der zugrunde liegenden emotionalen Erschöpfung sein.

Während die meisten Menschen ihre Emotionen zwar wechselhaft und intensiv, aber dennoch wahrnehmen, ist die Erfahrung bei dissoziierenden Personen oft das Gegenteil. Sie erleben die Abkopplung von ihren Gefühlen, die ihnen eine vorübergehende »Erleichterung« von überwältigenden Emotionen verschafft, jedoch langfristig die emotionale Verarbeitung und Heilung behindert.

Dissoziation kann durch traumatische Erlebnisse, extreme emotionale Belastungen oder schwerwiegende Ereignisse entstehen. Auch wenn sie kurzfristig als Schutzmechanismus dient, kann die anhaltende Dissoziation die emotionale Erschöpfung verschlimmern, da die zugrunde liegenden emotionalen Belastungen nicht verarbeitet werden.

Menschen, die dissoziieren, fehlt der innere Bezug durch die Abspaltung der Gefühlsebene, doch die Belastung ist dennoch vorhanden. Man kann sich Dissoziation als Spektrum vorstellen, bei dem es verschiedene Abstufungen gibt. Leichte dissoziative Zustände erleben wir fast alle, bei denen unsere Welt wie etwas »entrückt« erscheint oder wir kurz das Gefühl für Zeit und Raum verlieren. Diese Zustände sind eher harmlos und vorübergehender Natur. Schlimmer sind Zustände, in denen wie oben beschrieben der Bezug zu sich und seiner Umwelt abgebrochen ist und die länger andauern. Anhaltende dissoziative Störungen können sich über Monate oder Jahre ziehen, daher sind dissoziative Störungen eine der schwerwiegendsten psychischen Erkrankungen, weil das Gefüge der Innenwelt auseinanderfällt und man sich nicht mehr als Einheit erlebt. Die Bandbreite der dissoziativen Zustände ist weit und es ist wichtig, sie ernst zu nehmen.

Dissoziationen sind nicht mit Tagträumerei vergleichbar, in der man bewusst in Fantasien abdriftet. Sie sind ein unfreiwilliger Zustand, der bei starkem emotionalem Stress oder einem Trauma eintritt. Sie dienen als Schutzmechanismus, um sich von überwältigenden Emotionen und Ereignissen zu distanzieren.

Gefangen im Funktionsmodus

Es gibt einen Zustand, den viele Menschen kaum bemerken, während sie darin stecken. Er fühlt sich nicht dramatisch an. Eher still. Schwer greifbar. Fast, als würdest du durch den Alltag treiben, von außen betrachtet funktionierend, innerlich aber längst abgeschnitten.

Du stehst morgens auf, weil du musst. Du erledigst, was zu tun ist. Du reagierst auf Anforderungen, nickst in Gesprächen an den richtigen Stellen, setzt ein Lächeln auf, wenn es erwartet wird. Aber da ist keine wirkliche Verbindung mehr beziehungsweise sie scheint schwer zu erreichen. Nicht zu dir und oft auch nicht zu anderen. Ein merkwürdiges Losgelöstsein.

Du fühlst dich seltsam leer, manchmal auch wie betäubt. Nicht richtig traurig, nicht wirklich wütend, nicht einmal ängstlich, einfach … nichts. Die angenehmeren Emotionen sind alle gedämpft und ebenfalls fast nicht spürbar. Und gleichzeitig merkst du, dass genau dieses Nichts und von allem »weniger« dich langsam erschöpft. Als würde das Leben nur noch in Grautönen an dir vorbeiziehen. Du kriegst dabei alles mit, allerdings aus einer Distanz. Die anderen bemerken nichts von dem Zustand, im Gegenteil, wahrscheinlich bekommst du noch Lob, weil alles gut läuft. Das ist der Funktionsmodus.

Bei Paula sieht er so aus:

> Paula bewegt sich durch den Tag wie ein gut geölter Automat. Der Wecker klingelt, sie steht auf, duscht, zieht etwas Anständiges an und taucht in den Strom der Pendler*innen ein. Im Büro arbeitet sie E-Mails ab, wechselt von Meeting zu Meeting, beantwortet Fragen höflich und ohne Zögern. Nichts davon fühlt sich für sie nah oder lebendig an. Gesprächsfetzen prallen ab, Pausen vergehen unbemerkt, das eigene Lachen klingt gedämpft, als käme es aus der Ferne.
>
> Am frühen Abend liegt der Stapel erledigter Aufgaben ordentlich sortiert auf dem Schreibtisch. In diesem Moment, in dem andere vielleicht kurz Zufriedenheit spüren, erreicht Paula überhaupt nichts. Ihr Blick schweift durchs Großraumbüro, aber es fehlen Farbe, Kontur und Bedeutung. Später in der Wohnung klickt sie noch eine Präsentation durch, beantwortet zwei Nachrichten, räumt Teller in die Spülmaschine. Erst als das Licht gelöscht ist, bemerkt sie ein dumpfes Schweregefühl. Kein klarer Schmerz, keine konkrete Sorge, nur die Erkenntnis, dass wieder ein Tag vergangen ist, ohne dass sie selbst wirklich daran teilgenommen hätte.

Genau so äußert sich der Funktionsmodus: außen reibungslos, innen abgekoppelt. Ein Überlebensprogramm, das dich durch Phasen trägt, in denen du eigentlich längst eine Pause brauchtest. Er ist hilfreich, wenn du kurzfristig »durchhalten« musst. Aber wenn dieser Zustand dauerhaft wird, zahlst du einen hohen Preis.

Denn diese innere Taubheit ist kein Zeichen von Stabilität. Sie ist ein Schutzmechanismus. Dein System hat beschlossen, Gefühle herunterzufahren, um dich nicht mit all dem zu konfrontieren, was zu viel sein könnte: Überforderung, Schmerz, Angst, Enttäuschung. Doch das Problem ist, wenn du dich vor den unangenehmen Gefühlen verschließt, schließt du auch die Tür zu Freude, Lebendigkeit und echter Verbindung. Irgendwann spürst du dich selbst nicht mehr. Und genau das führt zu tiefer Erschöpfung.

Merk dir

Der Funktionsmodus ist häufig eine Reaktion auf akuten oder chronischen Stress, Belastungen, Krisen oder er tritt ein, wenn ein Mensch glaubt, keine Wahl zu haben, als weiter zu funktionieren.

Merkmal	Dissoziation	Funktionsmodus
Bewusstseinszustand	verändertes, fragmentiertes Bewusstsein	relativ klares aufgabenorientiertes Bewusstsein
Emotionale Präsenz	wenig bis gar keine	Emotionen vorhanden, aber bewusst verdrängt
Erleben	oft als fremd und unwirklich	als belastend empfunden, jedoch nicht unwirklich
Zielsetzung	Schutz vor emotionaler Überforderung	Aufrechterhaltung des Funktionierens im Alltag
Dauer und Stabilität	episodisch, kann kurz oder anhaltend sein	oft über längere Zeiträume stabil

Beide Zustände dienen letztendlich dazu, Gefühle und Belastungen auf Abstand zu halten. Dabei kann es zu Überschneidungen kommen, wenn die Belastung dauerhaft hoch bleibt.

Exkurs: Alexithymie

Alexithymie ist ein Begriff, der aus dem Griechischen stammt und so viel bedeutet wie »keine Worte für Gefühle«. Menschen mit Alexithymie haben oft Probleme, ihre eigenen Gefühle zu identifizieren und sie in Worte zu fassen. Ebenso fällt es ihnen schwer, die Emotionen anderer zu erkennen und darauf angemessen zu reagieren. Sie neigen daher zu rationalem, logischem Denken ohne Einbeziehung von Emotionen. Es herrscht eine eingeschränkte

Fähigkeit, sich emotionale Szenarien vorzustellen oder in kreative Fantasien einzutauchen. Dadurch entstehen Probleme in zwischenmenschlichen Beziehungen, da eine emotionale Nähe nicht aufgebaut werden kann, derweilen fehlt die Empathie für andere. Im alltäglichen Sprachgebrauch redet man auch von »Gefühlsblindheit«. Man könnte meinen, dass gefühlsblinde Menschen ein sorgenfreies Leben führen, da sie kaum Emotionen wie Angst, Unzufriedenheit oder Unsicherheit spüren. Allerdings weisen Studien darauf hin, dass Menschen mit Alexithymie häufiger an psychischen Erkrankungen leiden als nicht gefühlsblinde Menschen. Das liegt genau daran, dass Betroffene Schwierigkeiten haben, ihre Emotionen zu erkennen und auszudrücken.

Sie neigen dazu, negative Gefühle zu unterdrücken oder nicht richtig zu verarbeiten. Dies führt in den meisten Fällen zu einer Ansammlung von emotionalem Stress, der schließlich zu Erschöpfung oder auch Burn-out führen kann.

Das kann man sich so vorstellen: Unterdrückte Gefühle sammeln sich an und erzeugen Druck. Dieser Druck kann nicht entweichen, denn weder können Menschen mit Alexithymie ihre Gefühle verstehen noch sie mit anderen teilen. Das bedeutet, sie können ihr Leben nicht so lenken, dass es im Einklang mit dem Innenleben und den Gefühlen steht. Es kommt zusätzlich zu Konflikten und Missverständnissen in Beziehungen, was den emotionalen Stress verstärkt. Oft wissen Betroffene auch nicht, wie sie mit dem entstandenen Druck und Stress umgehen sollen. Dieser ständige innere Aufruhr kann die Entwicklung von psychischen Krankheiten begünstigen.

Die Alexithymieforschung ist dazu übergegangen, Subtypen zu definieren, bei denen es ein Spektrum von völliger Gefühlsblindheit hin zu ausgeprägter Gefühlskompetenz gibt. Ein Subtyp nennt sich »Robotertyp«, der weder bei sich noch bei anderen Gefühle erkennen und lesen kann. Andere Typen können viele Emotionen fühlen, aber sie können sie nicht benennen und damit nicht teilen. Es fehlt die Symbolisierungsebene, in der Gefühle Ausdruck erhalten, wie Umarmungen, Gefühlsexpressionen im Gesicht oder durch Worte. Menschen mit Alexithymie haben keinen Leidensdruck

aufgrund der Tatsache, dass sie unfähig sind, mit Emotionen umzugehen, sondern aufgrund der Unterdrückung wichtiger innerer Vorgänge und den daraus resultierenden konflikthaften Interaktionen mit anderen. Mitmenschen werden höchstwahrscheinlich beobachten können, wie jemand sich verhält, und dies mit »Kopfmensch« labeln, was dazu führt, dass Betroffene bemerken, dass sie sich in irgendeiner Form »falsch« fühlen.
Es folgen nun weitere häufige Überlebensstrategien, die in Verbindung mit emotionaler Erschöpfung auftreten. Einige davon wirst du bestimmt sofort erkennen, weil du sie entweder selbst erlebst oder bei anderen beobachtest. Ich hoffe, dass die Erläuterungen und Paulas Beispiele dir helfen, etwas mehr Verständnis für dich und andere aufzubringen, denn noch mal: Die Strategien waren früher notwendig, um emotional zu überleben. Leider legen wir sie nicht mehr so schnell ab wie ein Kleidungsstück. Wenn wir nicht aufpassen, werden sie zu einer »zweiten Haut«. Es geht nicht darum, dich selbst zu verurteilen oder diese Strategien als falsch oder schlecht zu bewerten. Es geht vielmehr darum, bewusst zu erkennen, welche Muster dich vielleicht noch daran hindern, ein erfüllteres und entspannteres Leben zu führen.

Denn nur wenn du verstehst, warum du tust, was du tust, kannst du sanft und klar entscheiden, ob diese Strategien heute noch hilfreich sind oder ob es vielleicht Zeit ist, sie liebevoll loszulassen und durch gesündere Alternativen zu ersetzen.

People-Pleasing – wenn Überanpassung zur Falle wird

People-Pleasing bedeutet, dass du dich regelmäßig und unbewusst an die Erwartungen und Bedürfnisse anderer anpasst, häufig auf Kosten deiner eigenen Wünsche und Bedürfnisse. Anfangs scheint dieses Verhalten verständlich und sogar positiv: Du bist freundlich, hilfsbereit, immer zur Stelle und damit für die meisten eine gute Seele. Auch du selbst findest das wahrscheinlich ziemlich gut von dir, doch was viele verkennen, ist, dass People-Pleasing nichts mit Freundlichkeit zu tun hat, sondern einen

»Modus« darstellt beziehungsweise eine Strategie, um unbewusst negative Gefühle abzuwehren. Und mit der Zeit zahlst du dafür einen hohen Preis: Du verlierst zunehmend die Verbindung zu dir selbst, ohne es zu bemerken.

Das passiert: Wenn du reflexhaft »Ja« sagst, obwohl in dir alles nach »Nein« ruft, versuchst du meist nicht nur Konflikte zu glätten, sondern vor allem ein ganzes Bündel unangenehmer Gefühle auf Abstand zu halten. Hinter dem schnellen Einverständnis steht oft die Angst vor Ablehnung: Du spürst, wie eine leise Furcht aufsteigt, überflüssig zu sein oder weniger wert, wenn du dich verweigerst. Gleichzeitig lauert Scham, weil du befürchtest, als egoistisch dazustehen, sobald du deine eigenen Bedürfnisse aussprichst. Sagst du dennoch Ja, schiebst du diese Scham kurz beiseite und spürst für einen Moment Erleichterung. Schon folgt das nächste Gefühl, das People-Pleasing vermeiden will: Schuld. Du hoffst, Schuld gar nicht erst entstehen zu lassen, indem du Erwartungen früh genug erfüllst. Dahinter liegt häufig auch die Angst vor Einsamkeit; solange du schmeichelst und hilfst, scheint die Gefahr geringer, verlassen zu werden. Doch jeder nach außen gerichtete Gefallen verstärkt innerlich das dumpfe Empfinden von Ohnmacht, weil deine Wünsche ungehört bleiben. In der Summe ergibt sich ein Kreislauf: Angst, Scham, Schuld und Einsamkeit klopfen an; das rasche Ja drückt sie vorübergehend weg, während sich tief drinnen leise Frustration und schließlich Erschöpfung einnisten. People-Pleasing fühlt sich daher nach außen hin harmonisch an, funktioniert aber innerlich wie ein ständiges Wegdrücken jener Gefühle, die dir eigentlich zeigen möchten, wo deine Grenzen liegen.

Ich kann dir aus eigener Erfahrung sagen, wie viel Kraft dich dieses Muster kostet. Du spürst, dass du ständig auf der Hut bist, die Gefühle anderer genau wahrnimmst, um Konflikte oder Ablehnung zu vermeiden. Dabei rücken deine eigenen Bedürfnisse immer weiter in den Hintergrund. Genau darin liegt der Teufelskreis des People-Pleasings: Je mehr du dich anpasst, desto weniger spürst du dich selbst. Langfristig wirst du emotional erschöpft und innerlich leer.

Warum People-Pleasing entsteht

Dieses Verhalten entsteht oft bereits früh im Leben. Wenn du gelernt hast, dass du Liebe und Anerkennung nur bekommst, wenn du »brav«, »pflegeleicht« oder stets verfügbar bist, verinnerlichst du diesen Glaubenssatz. Du lernst, dass du Konflikte oder enttäuschte Gesichter vermeiden musst, um dich sicher zu fühlen und geliebt zu werden. So entwickelst du nach und nach die Strategie, dich anzupassen. Das geschieht nicht bewusst, sondern unbewusst als Schutz, um emotional sicher zu bleiben.

Was früher hilfreich oder sogar notwendig war, erschöpft dich als Erwachsene(r) oft. Das Muster, dich anzupassen und Harmonie um jeden Preis zu sichern, wird zum ungesunden Automatismus. Du funktionierst irgendwann so gut, dass du vergisst, wie es sich anfühlt, authentisch zu sein, und dass ein Nein keine gute Beziehung zerstören kann – ganz im Gegenteil, es fördert gesunde, stabile Bindungen. Selbstverständlich benötigst du dafür auch ein Gegenüber, das dir genau das spiegelt: also bei dem das Gesagte mit dem Handeln übereinstimmt und Gefühle nicht als Angriff aufgenommen oder zum Mittel der Verurteilung werden, sondern wohlwollend und mitfühlend angenommen werden.

Die Folgen von People-Pleasing

Dieses Muster kostet dich langfristig emotionale Stabilität und Kraft. Du befindest dich häufig in einem inneren Konflikt: Du möchtest für andere da sein, aber gleichzeitig leidest du darunter, dass du immer wieder zurücksteckst. Du wirst wütend auf dich selbst, weil du nicht klarer bist und ständig zu Dingen Ja sagst, obwohl du das nicht möchtest. Gleichzeitig fühlst du dich schuldig, wenn du deine Grenzen doch einmal setzen möchtest. Deine Beziehungen werden dadurch oberflächlicher und unbefriedigender, weil sie auf Anpassung basieren und nicht auf Ehrlichkeit und echter Nähe.

Paula hat schon immer darauf geachtet, dass es den Menschen um sie herum gut geht. Egal ob im Job, bei Freunden oder in ihrer Beziehung zu Max. Paula versucht stets, freundlich, zuverlässig und hilfsbereit zu sein. Sie sagt fast nie Nein, selbst wenn sie innerlich spürt, dass sie keine Kraft mehr hat. Oft spürt sie eine innere Unruhe und Angst, dass andere enttäuscht von ihr sein könnten, wenn sie sich nicht um deren Bedürfnisse kümmert.

Einmal bittet eine Kollegin sie darum, noch kurzfristig eine zusätzliche Aufgabe zu übernehmen. Paula ist innerlich erschöpft, sie hat Kopfschmerzen und der Tag ist sowieso schon übervoll. Doch anstatt auf sich zu hören, sagt sie lächelnd: »Ja, klar, mache ich gern.« Innerlich ärgert sie sich über sich selbst. Sie ist wütend, dass sie ihre eigenen Grenzen wieder nicht ernst genommen hat. Doch die Angst, die Kollegin zu enttäuschen oder abgelehnt zu werden, ist einfach zu groß.

Ähnlich ist es bei Treffen mit Freunden: Paula braucht eigentlich dringend Ruhe, doch als sie gefragt wird, ob sie abends spontan mitkommen wolle, stimmt sie sofort zu. Hinterher fühlt sie sich ausgelaugt und erschöpfter als zuvor. Sie hat erneut ihre eigenen Bedürfnisse völlig ignoriert, nur um anderen zu gefallen und niemanden zu verletzen. Mit der Zeit wird sie innerlich immer leerer und verliert das Gefühl dafür, was sie eigentlich selbst will.

Reflexionsfragen, um People-Pleasing bei dir selbst zu erkennen

- Sagst du oft Ja, obwohl du innerlich eigentlich Nein meinst?
- Wie fühlst du dich, wenn du darüber nachdenkst, jemanden zu enttäuschen oder abzulehnen?
- Spürst du oft das Bedürfnis, andere zufriedenzustellen, um Anerkennung und Liebe zu erhalten?
- Fühlst du dich nach Begegnungen oder Gesprächen oft erschöpft, weil du dich zu sehr angepasst hast?
- Fällt es dir schwer, deine eigenen Bedürfnisse und Grenzen klar wahrzunehmen und zu kommunizieren?

- Hast du häufig Angst davor, nicht gemocht zu werden, wenn du ehrlich und authentisch bist?
- Wie häufig verzichtest du auf deine eigenen Wünsche, um Konflikte oder Spannungen zu vermeiden?

Welche Menschen und Situationen lösen bei dir besonders stark das Bedürfnis aus, es allen recht machen zu wollen?

Diese Fragen sollen dir helfen, deine Muster zu erkennen und klarer zu verstehen, in welchen Momenten du dich selbst verlierst, um anderen zu gefallen.

Überkontrolle und Hypervigilanz – wenn permanente Wachsamkeit zum Dauerzustand wird

Überkontrolle bedeutet, dass du ständig versuchst, alle Eventualitäten im Blick zu haben und jede Situation genau zu steuern, und das oft aus Angst, dass sonst etwas Schlimmes passieren könnte. Damit verbunden ist häufig eine ausgeprägte Wachsamkeit, eine permanente innere Anspannung, die auch *Hypervigilanz* genannt wird. Dein Körper und dein Geist befinden sich dann ständig in einem Zustand erhöhter Aufmerksamkeit, weil du dich auf mögliche Gefahren vorbereitest, die vielleicht nie eintreten werden.

Warum Überkontrolle und Hypervigilanz entstehen

Dieses Verhalten entsteht oft in Lebensphasen, in denen du dich emotional oder körperlich unsicher fühlst und das Bedürfnis nach Sicherheit besonders groß ist. Vielleicht hast du schon früh erlebt, dass dein Umfeld unberechenbar ist oder wichtige Bezugspersonen unzuverlässig reagieren. Das sind oft Eltern oder Bezugspersonen, die selbst emotional instabil sind oder einfach nicht greifbar, entweder emotional oder körperlich oder beides. In solchen Situationen lernst du schnell, dass du dich nur auf dich selbst verlassen kannst, und das bedeutet, alles unter Kontrolle haben zu müssen, alles vorauszuplanen und ständig wachsam zu sein. Diese erhöhte Wachsamkeit wird zu deinem Schutzmechanismus, der dir das Gefühl gibt, zumindest ein wenig Kontrolle über das Unkontrollierbare zu haben. Doch je häufiger du diese Strategie unbewusst einsetzt, desto automatischer und anstrengender wird sie im Laufe der Zeit. Schließlich fühlt sich alles außerhalb deiner Kontrolle bedrohlich oder gefährlich an, sodass du kaum noch entspannen und Vertrauen entwickeln kannst. Wie auch? Das Vertrauen in deine Bezugspersonen hattest du bereits als Kind abgeben müssen, denn sie waren nicht zuverlässig und sicher.

Was passiert, wenn du immer wachsam bist?

Hypervigilanz bedeutet, dass du nie wirklich zur Ruhe kommst. Dein Nervensystem bleibt dauerhaft angespannt, weil du stets »auf der Hut« bist. Du scannst innerlich ständig die Umgebung nach möglichen Bedrohungen, Konflikten oder Problemen. Vielleicht bemerkst du an dir selbst häufig Nervosität, Anspannung, Schlafprobleme oder das Gefühl, niemals abschalten zu können.

Überkontrolle macht sich oft darin bemerkbar, dass du versuchst, Menschen oder Situationen nach deinen Vorstellungen zu lenken, weil du glaubst, dass nur so nichts passieren kann. Dabei bemerkst du oft gar nicht, wie erschöpfend dieser permanente Kontrollzwang ist, bis du irgendwann kaum noch Energie hast.

Paula hat oft das Gefühl, ständig alles im Griff haben zu müssen. Ob auf der Arbeit, im Haushalt oder in ihrer Beziehung. Alles muss genau geplant und vorhersehbar sein. Sie erstellt Listen, bereitet sich auf alle möglichen Szenarien vor und versucht immer wieder, Situationen oder Gespräche gedanklich vorwegzunehmen.

Wenn Max etwas mit Freunden unternimmt und später nach Hause kommt, fragt Paula ihn sofort detailliert nach allem aus, um sicher-

zugehen, dass alles gut gelaufen ist. Sie fühlt sich erst sicher, wenn sie jeden Moment genau nachvollziehen kann. Das macht sie unbewusst und bemerkt gar nicht, wie anstrengend dies auch für Max wird. Ihm graut es irgendwann regelrecht davor, nach einem Treffen nach Hause zu kommen und einem Kreuzverhör unterzogen zu werden.

Manchmal kontrolliert Paula sogar mehrmals, ob alle Fenster geschlossen, alle Türen verriegelt sind oder ob sie wichtige E-Mails wirklich abgeschickt hat. Sie bemerkt kaum, wie sehr diese ständige innere Wachsamkeit sie erschöpft.

Selbst abends im Bett fällt es ihr schwer, abzuschalten. Ihre Gedanken kreisen darum, was sie am nächsten Tag alles erledigen muss oder ob sie irgendetwas übersehen haben könnte. Oft schläft sie schlecht, wacht immer wieder auf, und wenn sie morgens aufsteht, fühlt sie sich wie gerädert. Dabei ahnt niemand, wie anstrengend es ist, ständig innerlich auf der Hut zu sein und alles im Blick haben zu müssen. Doch Paula spürt, wie ihr Körper und ihre Psyche nach Ruhe verlangen. Ruhe, die sie sich jedoch kaum gönnt, weil sie Angst hat, dann könne ihr etwas entgleiten.

Reflexionsfragen, um Überkontrolle und Hypervigilanz bei dir selbst zu erkennen

- Fällt es dir schwer, Verantwortung oder Aufgaben an andere abzugeben, weil du Angst hast, etwas könnte schiefgehen?
- Hast du oft das Gefühl, auf jede Situation gut vorbereitet sein zu müssen, um dich sicher zu fühlen?
- Spürst du regelmäßig innere Anspannung oder Nervosität, auch wenn es dafür objektiv gesehen keinen konkreten Grund gibt?
- Wie oft kontrollierst du Dinge doppelt und dreifach, weil du unsicher bist oder Angst vor Fehlern hast?

- Kannst du nur schwer zur Ruhe kommen und entspannen, weil dein Kopf ständig mögliche Probleme oder Risiken durchspielt?
- Hast du Schlafprobleme oder Schwierigkeiten, dich zu erholen, weil du ständig wachsam bist?
- Wie reagierst du, wenn Dinge anders laufen als geplant? Macht es dir Angst, erzeugt es Panik oder Unruhe in dir?

Welche Bereiche in deinem Leben versuchst du besonders stark zu kontrollieren, und was könnte deiner Meinung nach passieren, wenn du loslässt?

Diese Reflexionsfragen helfen dir dabei, ehrlich hinzusehen und zu erkennen, ob du selbst in dieser Überlebensstrategie steckst. Das bewusste Wahrnehmen dieser Muster ist der erste und wichtigste Schritt hin zu einer Veränderung und zu einer gesünderen Balance zwischen Kontrolle und Loslassen.

Vermeidung und Rückzug – wenn der Schutzraum zur Isolation wird

Vermeidung und Rückzug sind Strategien, um sich vor schwierigen Situationen oder belastenden Gefühlen zu schützen. Dieses Verhalten ist oft intuitiv und erscheint zunächst sehr sinnvoll, weil es Abstand schafft und für kurze Zeit Erleichterung bringt. Doch wenn diese Strategien zu einem festen Bestandteil des Lebens werden, besteht die Gefahr, zunehmend in Isolation und emotionale Taubheit zu geraten.

Emotionaler Rückzug, oft auch als *emotionale Repression* bezeichnet, bedeutet, dass jemand seine eigenen Gefühle systematisch herunterdreht oder gar verdrängt. Das geschieht häufig nicht bewusst, sondern ist eine über Jahre erlernte Strategie, um Schmerz oder Überforderung zu vermeiden. Wer sich zurückzieht, schützt sich damit vor der Angst, bewertet oder verletzt zu werden. Auf den ersten Blick wirkt das Verhalten wie Gleichgültigkeit, in Wahrheit ist es eine Art inneres Narkosemittel, das unangenehme Regungen betäuben soll.

Du erkennst diesen Mechanismus daran, dass Worte knapper werden, Blicke ausweichen und Gespräche eher oberflächlich bleiben. Statt »Ich bin traurig« hörst du ein knappes »Alles gut«. Körperlich zeigt sich Repression durch verschränkte Arme, starre Mimik oder ein Abdriften in Ablenkungen wie Arbeit, Serien oder Social-Media-Scrollen. Diese Signale deuten nicht auf fehlende Liebe hin, sondern darauf, dass das Zeigen von Emotionen im inneren Erfahrungsarchiv als riskant abgespeichert ist.

Langfristige Vermeidung bedeutet, Situationen, Gesprächen oder Personen aus dem Weg zu gehen, die emotional herausfordernd sein könnten. Gleichzeitig entsteht oft auch ein innerer Rückzug, man verliert zunehmend den Kontakt zu den eigenen Bedürfnissen und Gefühlen. Leider auch zu denen der Liebsten. Anstelle von Schutz und Ruhe entwickelt sich dabei häufig eine tiefe Einsamkeit, die erschöpft und verunsichert. Wenn man hier nicht aufpasst, dann gräbt sich dies leider sehr tief in die Seele ein.

Es ist wichtig, zwischen dauerhaftem Rückzugsverhalten und einem bewussten Schutzraum zu unterscheiden. Ein *Schutzraum*, den man bewusst wählt, stellt eine wertvolle Ressource dar: Er ist ein Ort, an dem Menschen innehalten, Kraft sammeln und sich emotional stabilisieren können, ohne sich langfristig aus dem Leben zurückzuziehen. Ein solcher Raum dient der Selbstfürsorge und Erholung und er schafft Sicherheit und Ruhe. Entscheidend ist dabei, dass es sich um einen vorübergehenden, bewussten Rückzug handelt und nicht um eine automatische, dauerhafte Vermeidungsstrategie. Während langfristige Vermeidung einschränkt und isoliert, unterstützt ein bewusster Schutzraum die innere Balance und hilft dabei, emotional stark genug zu werden, um sich dem Leben wieder mutig zuzuwenden.

Warum Vermeidung entsteht

Vermeidung entsteht oft aus Erfahrungen, in denen emotionale Verletzungen oder Überforderung erlebt wurden. In solchen Momenten lernen Menschen häufig, dass es sicherer ist, sich emotional zurückzuziehen, statt sich verletzlich zu zeigen oder erneut enttäuscht zu werden. Vermeidung kann eine Möglichkeit sein, Kontrolle über unangenehme Gefühle zu bewahren, also auch eine Schutzreaktion, die zu Beginn hilfreich erscheint.

Mit der Zeit wird dieses Verhalten allerdings zu einer automatischen Reaktion. Irgendwann fallen belastende Situationen gar nicht mehr bewusst auf. Sie werden von vornherein vermieden. Eine scheinbare Ruhe entsteht, die allerdings im Hintergrund sehr viel Unangenehmes aufstaut. Denn es geht bei diesem Verhalten auch der Zugang zu wertvollen Erfahrungen und Beziehungen verloren, die eigentlich stärkend wirken könnten. Niemand tut sich damit einen Gefallen. Man bleibt in seinem Wesen unerkannt und einsam zurück.

Was passiert, wenn Vermeidung zum Dauerzustand wird

Wenn Vermeidung und Rückzug alltäglich werden, reduziert sich häufig die Lebendigkeit. Die Welt wird kleiner, die Möglichkeiten werden enger. Begegnungen, die eigentlich Kraft geben und guttun könnten, wirken plötzlich bedrohlich oder man erzählt sich, es sei zu anstrengend oder es würde sowieso keiner einen verstehen. Je stärker der Rückzug praktiziert wird, desto größer wird die Angst vor emotionaler Verletzlichkeit und desto tiefer werden innere Leere und Isolation.

Langfristig gesehen kann Vermeidung Ängste und Unsicherheiten nicht lösen, sondern verstärkt sie. Was zunächst wie eine Erleichterung erscheint, verwandelt sich oft in bedrückende Einsamkeit und das Gefühl, kaum noch am Leben teilzunehmen.

Vielleicht kennst du den stillen Wunsch, dass jemand dein erstarrtes Inneres bemerkt, dich aus der Isolation zieht und sagt: »Komm, ich nehme dich an die Hand.« Diese Sehnsucht ist menschlich, doch sie kann dich in der Warteschleife halten. Außenstehende sehen oft nur, dass du funktionierst. Sie hören deine freundliche Stimme, lesen deine knappen Nachrichten und nehmen an, du hättest alles im Griff. Es ist nicht ihre Aufgabe und steht meistens auch nicht in ihrer Macht, hinter deine Fassade zu schauen und dich zu »retten«.

Die unangenehme Wahrheit lautet: Niemand kann den ersten Schritt für dich gehen. Die Verantwortung, dein Befinden ernst zu nehmen, liegt bei dir. Das bedeutet nicht, dass du alles allein schaffen musst. Es heißt lediglich, dass du den Mut aufbringen darfst, deine innere Not wahrzunehmen, Worte dafür zu finden und sie auszusprechen. Erst wenn du zeigst, was in dir vorgeht, können andere dir zur Seite stehen. Das sind Freunde, Familie, Therapeut*innen. Hilfe beginnt damit, dass du erklärst, wo du stehst, und sagst: »Ich brauche Unterstützung.« So legst du die Hand an den eigenen Türgriff. Von dort an kann dir jemand entgegenkommen, doch die Tür musst du selbst öffnen.

Reflexionsfragen, um Vermeidung und Rückzug bei dir selbst zu erkennen

- Sagst du regelmäßig Treffen oder Einladungen ab, weil du Angst vor emotionaler Überforderung oder Unsicherheit hast?
- Fühlst du dich oft innerlich taub, leer oder distanziert von anderen, obwohl du dir eigentlich Nähe wünschst?
- Vermeidest du bewusst Gespräche oder Situationen, die für dich emotional herausfordernd sein könnten?
- Fällt es dir schwer, auf andere Menschen zuzugehen, weil du Angst hast, dich verletzlich zu zeigen?
- Gibt es Bereiche oder Situationen, in denen du dich immer stärker zurückziehst, um dich sicher zu fühlen?
- Fühlst du dich häufig isoliert oder einsam, obwohl du dich freiwillig zurückziehst?
- Hast du Angst davor, von anderen nicht akzeptiert oder gar abgelehnt zu werden, sodass du manche Situationen lieber vermeidest?

Gibt es Beziehungen oder Aktivitäten, die du früher gerne hattest, die du heute aber konsequent meidest?

Diese Fragen helfen dir dabei, ehrlich hinzusehen und zu verstehen, ob Vermeidung und Rückzug zu deinen bevorzugten Schutzstrategien geworden sind.

Exkurs: Emotionaler Rückzug in Paarbeziehungen

Für eine Beziehung hat emotionaler Rückzug fatale Nebenwirkungen: Derjenige, der sich einmauert, verliert den Zugang zur eigenen Lebendigkeit, der andere fühlt sich ausgeschlossen und letztlich allein. Ohne Austausch von Gefühlen kann keine echte Nähe entstehen und Missverständnisse füllen die entstandene Distanz. Das sorgt mittelfristig für Resignation oder schwelenden Groll auf beiden Seiten.

Wie lässt sich der Kreislauf unterbrechen? Der erste Schritt ist, den Rückzug des anderen als Schutzreaktion zu begreifen statt als Absicht, dich zu verletzen. Sprich zunächst über deine eigene Wahrnehmung: »Ich merke, dass zwischen uns Stille entsteht, und das macht mich unsicher«, statt die andere Person zu konfrontieren. Gelingt es, eine Atmosphäre aus Sicherheit, Interesse und Wertschätzung zu schaffen, darf der emotional Abgeschirmte langsam spüren, dass Offenheit nicht automatisch Gefahr bedeutet. Gemeinsame Pausen können helfen, Überforderung zu vermeiden, solange klar ist, dass ihr zum Thema zurückkehrt. Gezielte, einfache Fragen etwa nach körperlichen Empfindungen statt nach großen Gefühlen bieten oft einen schonenderen Einstieg. Professionelle Begleitung durch Therapie oder Paarberatung kann zusätzlich alte Muster sichtbar machen und Alternativen einüben.

Wenn Rückzug nicht mehr allein als Überlebensstrategie gebraucht wird, entsteht Raum für echte Verbundenheit.

Betäubung und Suchtverhalten – wenn Erleichterung zum neuen Problem wird

Manche Belastungen fühlen sich so überwältigend an, dass der schnellste Weg derjenige scheint, die Schmerzempfindung ganz auszuschalten. In solchen Momenten greifen viele Menschen zu scheinbar harmlosen »Helfern«: ein Glas Wein, zwei Folgen der Lieblingsserie, stundenlanges Scrollen durch soziale Medien, ein großzügiger Online-Einkauf. Hauptsache, Kopf und Körper werden für eine Weile taub. Was kurzfristig Entspannung verspricht, entwickelt jedoch rasch eine Eigendynamik: Die Betäubung wird häufiger, länger, intensiver. Mit der Zeit reicht die alte Dosis nicht mehr aus, und immer größere Mengen oder stärkere Reize sind nötig, um das unangenehme Gefühl zu dämpfen. So entsteht der Kreislauf aus Betäubung und schleichender Abhängigkeit.

Warum Betäubungsstrategien entstehen

Betäubung ist kein Zeichen von Schwäche. Oft dient sie als letzter, verzweifelter Versuch, innere Spannungen zu regulieren, wenn andere Bewältigungswege fehlen. Wer in der Kindheit oder späteren Lebensphasen keine verlässlichen Strategien für Gefühlsregulation lernen konnte, sucht sich unbewusst schnelle Ersatzlösungen wie Alkohol, Essen, digitale Ablenkung, Glücksspiel, Shopping oder exzessiven Sport. Alkohol ist leider sehr leicht zugänglich und meines Erachtens eine der schlimmsten Drogen, daher ist hierbei besondere Vorsicht geboten. Aber auch alle anderen psychotropen Substanzen sind sehr ungesund und bringen leider nicht wirklich die ersehnte Erlösung. Was passiert, ist, dass kurzzeitig der Dopaminspiegel steigt, Druck entweicht, Sorgen in den Hintergrund treten. Doch der Preis folgt: körperliche Erschöpfung, Scham, wachsende Toleranz beziehungsweise Gewöhnung und das Gefühl, ohne Betäubung gar nicht mehr ausruhen zu können. Eines haben alle Mittel gemeinsam: Sie helfen uns null bei der Verarbeitung von Emotionen. Ich meine, deshalb nennen sie sich ja auch »*Betäubung*smittel«.

Langfristige Folgen sind:

- **Körperliche Belastung:** Schlafstörungen, Gewichtsschwankungen, kardiovaskuläre Risiken, Leber- oder Stoffwechselprobleme treten auf.
- **Emotionale Verflachung:** Freude, Trauer, Wut, alles wird gleichermaßen gedämpft; echte Lebendigkeit schwindet.
- **Soziale Isolation:** Kontakte werden vermieden oder nur noch im Kontext des Suchtmittels gepflegt.
- **Verstärkte Erschöpfung:** Der Körper erhält keine echte Regeneration, das Nervensystem bleibt dauerhaft gestresst.

In stressigen Phasen greift Paula abends immer häufiger zu einem Glas Wein, »zur Entspannung«, wie sie sich sagt. Anfangs bleibt es bei einem Glas, doch bald werden es zwei. Oft sitzt sie gleichzeitig mit dem Smartphone in der Hand, scrollt durch soziale Medien, während Netflix im Hintergrund läuft. Das Taubheitsgefühl, das sich dabei einstellt, empfindet sie als wohltuend: Die Anspannung des Tages weicht einer gedämpften Leere.

Nach einigen Wochen bemerkt Paula ein neues Muster: Sie freut sich schon am Vormittag auf den Abend, wenn sie wieder »abschalten« kann. Morgens wacht sie dagegen müde auf, ärgert sich über die leere Flasche auf dem Tisch und schämt sich, weil sie den Abend erneut verdaddelt hat. Trotzdem greift sie am nächsten Abend wieder zur gleichen Kombination aus Wein, Serien und endlosem Scrollen.

Einmal sagt sie ein Treffen mit Freunden ab, weil sie spürt, dass sie lieber allein mit ihrem gewohnten Ritual bleiben will. Gleichzeitig wächst die Angst, dass jemand ihre Gewohnheit bemerken oder verurteilen könnte. So entsteht Stück für Stück ein Rückzug in einen scheinbar sicheren Kokon, doch darin wird es immer enger, dunkler und einsamer.

Kleine Übersicht der Betäubungsmittel:

Mittel/ Verhalten	Was passiert sofort?	Warum so verlockend?	Versteckter Preis
Alkohol	Reizweitergabe im Gehirn wird gedämpft, Muskeln entspannen.	»Warmer Mantel«: Angst und Gedankenkreisen lassen nach.	Rebound-Adrenalin, schlechter Schlaf, steigende Toleranz
Comfort Food und Zucker	schneller Serotonin- und Glukose-Kick	Tröstet, vermittelt Wärme und Sicherheit.	Blutzucker-Achterbahn, Heißhunger, Entzündungsprozesse
Serien-Binge/ Social Media	Dauerhafte Mini-Dopamin-Häppchen, Außenreize überdecken Innenleben.	Zeit vergeht »ohne mich«, Kopf wird leer.	Überreizung, Schlafmangel, Leere nach dem Abschalten
Online-Shopping	Antizipations-Dopamin vor dem Kauf, Gefühl von Kontrolle und Belohnung	kurzer Selbstwert-Push (»Ich gönn mir was«)	Schulden, Reue, neuer Drang nach dem nächsten Kick
Nikotin/ Vaping	blitzschneller Dopamin-Kick, leichte Wachheit	Spannungsabbau »auf Knopfdruck«	Entzug nach 20 bis 40 Min., dauerhafte Kreislaufbelastung
Koffein und Energy	Blockiert Adenosin (Müdigkeit), setzt Adrenalin frei.	sofortige Energie und Fokus	Crash, Herzrasen, Schlafstörungen, erhöhte Angst
Exzessiver Sport/ Workaholism	Endorphin- und Adrenalin-Hoch, Gefühl von Stärke	»Gute« Erschöpfung ersetzt emotionale Leere.	Übertraining, Verletzungen, Zusammenbruch bei Ausfall

Alle diese Mittel verschieben Stress nur nach hinten. Sie geben dem Nervensystem für Minuten oder Stunden das Gefühl von Kontrolle oder Taubheit, doch sie unterbrechen keine Ursachen. Die Rechnung folgt: körperliche Belastung, Entzugssymptome, Scham oder Zusatzstress.

Das zu verstehen, ist kein Grund für Selbstverurteilung, sondern ein realistischer Ausgangspunkt: Der schnelle Weg wirkt, weil er biochemisch greift, aber er führt nie ans Ziel. Erst wenn echte Regeneration, gesunde Nähe, Kreativität oder bewusste Entschleunigung den Platz dieser Notlösungen einnehmen, beginnt die Erholung wirklich. Das Zulassen unserer Gefühle ist dabei zentral und wird später im Buch ausführlich behandelt.

Reflexionsfragen, um Betäubung und Suchtverhalten zu erkennen

1. Taucht der Gedanke an Alkohol, Essen, Online-Shopping oder Serienmarathon bereits tagsüber als »Belohnung« für den Abend auf?
2. Fühlt sich echte Ruhe ohne diese Mittel inzwischen schwer oder fast unmöglich an?
3. Wächst Scham oder Schuld, sobald das Betäubungsritual beendet ist?
4. Sagst du geplante Treffen, Hobbys oder Pflichten ab, um dem vertrauten Muster nachzugehen?
5. Steigt die benötigte Dosis (mehr Gläser, längere Binge-Sessions), um denselben Effekt zu spüren?
6. Fallen dir körperliche Warnzeichen auf wie schlechter Schlaf, Kopfschmerz, Magenprobleme, die du ignorierst, solange die Betäubung funktioniert?
7. Entsteht Unruhe oder Gereiztheit, wenn das gewohnte Mittel nicht verfügbar ist?

Versuchst du, dein Verhalten zu verstecken oder vor anderen herunterzuspielen?

Diese Fragen helfen dabei, das eigene Konsum- oder Vermeidungsmuster sichtbar zu machen. Bewusstheit ist der erste Schritt, um den Kreislauf zu unterbrechen.

Intellektualisieren und Rationalisieren – wenn Denken zum Schutzwall gegen Fühlen wird

Manche Menschen reagieren auf Stress oder Verletzung, indem sie sofort eine geistige Leiter ausfahren: Sie steigen gedanklich hinauf, betrachten die Situation von oben, analysieren Ursachen, Modelle, Statistiken. Dieses rasche Umwandeln von Gefühl in Gedanken heißt Intellektualisieren. Geht der Prozess noch weiter und erklärt man sich selbst oder anderen, dass man nichts fühlen müsse, weil es ja »logisch betrachtet« anders sei, spricht man von Rationalisieren.

Beide Mechanismen schaffen vermeintliche Kontrolle. Der Kopf übernimmt, der Körper bleibt zwar still, aber nicht beruhigt. Auf Dauer entsteht dabei ein inneres Gefälle: »Oben« kreisen Analysen, »unten« staut sich ungelebte Emotion.

Warum Kopfkontrolle so verführerisch ist

In Familien oder Umgebungen, in denen Gefühle keinen Platz haben, wird oft früh klar: Wer ruhig argumentiert, wird gehört, und wer weint, wird belächelt oder ignoriert. Mit der Zeit entsteht ein inneres Dogma: Gefühle sind unpraktisch – Denken rettet. Ein wacher Verstand verschafft Distanz, macht unangenehme Erlebnisse greifbar und lässt sie kalkulierbar erscheinen. Geht dir durch den Kopf »das ist doch praktisch«? Das mag so klingen, doch je öfter dieser Modus greift, desto dünner wird die Verbindung zum eigenen Körper und damit beginnen die Probleme ganz aus dem Hinterhalt.

Langfristige Folgen sind:

- **Emotionale Taubheit:** Gefühle werden verstanden, aber nicht gespürt; Trauer, Wut oder Freude bleiben im Kopf stecken.
- **Endloses Grübeln:** Gedankenschleifen sollen Sicherheit erzeugen, führen aber zu Schlafproblemen und Entscheidungsstarre.
- **Beziehungsdistanz:** Andere fühlen sich analysiert statt verstanden; echte Nähe bleibt aus.
- **Körperliche Signale:** Verspannungen, Kopfschmerz oder Magenprobleme entstehen, weil der Körper die nicht gelebten Emotionen trägt.

Kurzfristige Erleichterung – doch ein hoher, leiser Preis

Denken bietet Distanz. Schmerz, Angst oder Scham scheinen kleiner, sobald sie in Worte, Zahlen oder Erklärungen gefasst sind. Doch die Gefühle verschwinden nicht. Der Körper speichert sie als Spannung im Nacken, als Migräne, als flache Atmung oder Schlaflosigkeit. Beziehungen werden sachlich, weil echte Nähe ohne erlebte Emotion kaum möglich ist. Und im Inneren bleibt ein dumpfes Gefühl: »Ich funktioniere, aber ich lebe nicht richtig.«

Zehn Minuten Kritik im Team-Meeting reichen, um Paulas Körper in Alarm zu versetzen. Während ihr Chef aufzählt, was im Projekt schiefgelaufen sei, spürt sie ein Stechen unter dem Brustbein. Noch ehe die erste Träne überhaupt drohen kann, schaltet ihr Kopf in Sekundenbruchteilen um:

Analysemodus ON.

- *Der Chef steht unter Druck.*
- *In agilen Strukturen sind Zielkonflikte normal.*
- *Statistisch machen 70 Prozent aller Teams nach Sprint drei dieselben Fehler.*

*Das Stechen weicht einer kühlen Klarheit. Paula nickt, schreibt Notizen, schlägt sogar weitere Prozessschritte vor. Kolleg*innen blicken* *anerkennend. »Professionalität in Person«, raunt jemand. Nach außen wirkt sie konzentriert, innen ist der Körper längst auf Stand-by.*

Später, allein im Auto, taucht kurz ein Bild auf: Sie, die im Meeting gern »Das hat mich verletzt« gesagt hätte. Reflexartig beginnt der Kopf, Argumente abzufeuern: Emotionen grenzen dich aus, Verschwendung, bleib sachlich.

Zu Hause greift Paula nach ihrem Laptop. Zwei Stunden liest sie Fachartikel zu Konfliktmodellen, bastelt Flowcharts. Es entsteht ein mentaler Schaumteppich, der jede Regung bedeckt.

Gegen Mitternacht fällt ihr auf, dass die Schultern brennen und der Kiefer schmerzt. Keine Lösung in Sicht, aber 18 neue Tabs im Browser. Sie klappt den Rechner zu, starrt an die Decke. Da ist nur Leere. Keine Tränen, keine Wut, nur das dumpfe Gefühl, an sich vorbeizuleben. Einschlafen kann sie erst, nachdem sie innerlich einen »Morgen-Plan« entworfen hat, nämlich drei Schritte, wie sie das Team effizienter führen würde. Der Körper bleibt die ganze Nacht unruhig.

Woran sich Kopfflucht erkennen lässt

Du erkennst eine Kopfflucht daran, dass jedes aufsteigende Gefühl sofort in den Modus der Analyse rutscht. Kaum spürst du Trauer, Ärger oder Freude, zerpflückt dein Verstand das Empfinden in seine Bestandteile, sucht Erklärungen und blendet damit die ursprüngliche Emotion aus. Wenn dein Herz schneller schlägt oder dir Tränen in die Augen steigen, greift derselbe Mechanismus: Du argumentierst das körperliche Signal weg, als ließe es sich mit Logik zum Schweigen bringen. In Gesprächen wechselst du unmerklich vom Dialog zu kleinen Vorträgen, ziehst Statistiken heran oder stellst Diagnosen aus der Ferne, um bloß nicht im Fühlen zu verweilen.

Nach stundenlangem Grübeln oder endloser Recherche bleibt nicht selten ein dumpfer Spannungskopfschmerz oder ein Gefühl innerer Leere zurück, weil zwar alles verstanden, aber nichts erlebt wurde. Entscheidungen ziehen sich quälend hin, weil du erst jedes Detail durchdringen willst und dich dennoch unsicher fühlst, sobald Handeln gefragt ist. Außenstehende spiegeln dir dann mit einem Achselzucken, du würdest distanziert oder stets analytisch wirken. Genau in diesen Momenten zeigt sich, dass dein Kopf das Steuer übernommen hat, während Herz und Bauch kaum noch mit im Boot sitzen.

Intellektualisieren und Rationalisieren sind hochintelligente Schutzstrategien. Sie bewahren vor Kontrollverlust. Doch sie trennen auch von Lebendigkeit. Ein kleiner Gegenimpuls kann sein, bewusst innezuhalten, tief auszuatmen und den Körper zu fragen: Was spüre ich gerade? Einen Namen für das Gefühl zu suchen, noch bevor der nächste Gedanke startet. Es geht also nicht darum, sich sofort jedem gefühlsmäßig mitzuteilen, sondern darum, Raum für Gefühle zu geben und sie da sein zu lassen. Ganz ehrlich: Manchmal müssen wir eine Besprechung verlassen und um zehn Minuten Pause bitten, wenn Gefühle uns zu übermannen drohen. Das ist menschlich und verschafft viel mehr Respekt als starres Durchhalten oder unverwundbar zu wirken. Nur ein paar Atemzüge lang. Genau dort öffnet sich ein schmaler Spalt, durch den echtes Erleben zurückkehren kann.

Reflexionsfragen, um Kopfflucht zu erkennen

- Wann hast du gelernt, dass Gefühle gefährlich, peinlich oder überflüssig sind?
- Welche Körperempfindung spürst du zuerst, bevor der Kopf den Erklär-Turbo zündet?
- Wie oft beantwortest du eine persönliche Frage mit Fakten statt mit Empfindungen?
- Was, fürchtest du, könnte passieren, wenn du eine Emotion offen zeigst?
- Welche Situationen bringen dich zuverlässig in den Analysemodus?

- Wie fühlt sich dein Körper nach einer langen Grübel-Session an?

Gibt es Menschen, vor denen du weniger intellektualisierst? Was macht den Unterschied?

Humor als Maske – wenn Lachen den Schmerz überdeckt

Ein spontaner Witz, ein ironischer Kommentar, ein herzhafter Lacher können befreiend sein. Humor lockert Spannungen, schafft Nähe, lässt Schwere für einen Moment leichter wirken. Doch es gibt eine Form des Humors, die nicht entlastet, sondern Emotionen versteckt: Ironie, Sarkasmus oder ständige gute Laune dienen dann als Maske, damit niemand sieht, wie verletzt, beschämt oder ängstlich sich jemand wirklich fühlt. Hinter den Pointen liegt ein ungesagter Satz: Bitte merke nicht, wie es in mir aussieht.

Warum diese Maske entsteht

Wer in frühen Jahren erlebt, dass Tränen oder Wut unerwünscht sind, entwickelt oft eine Ersatzsprache. Humor ist gesellschaftlich akzeptiert; er wird gelobt, schafft rasch positive Reaktionen. Ein schnelles Lächeln, ein Scherz im richtigen Moment, und schon ist die Atmosphäre angenehmer, die Situation überschaubar. Der Körper registriert die Belohnung: keine Ablehnung, kein Streit. So lernen wir, schmerzliche Gefühle über Lachen abzuleiten, statt sie zu spüren oder zu zeigen.

Die Kosten des ständigen Witzes

Nach außen wirkt alles leicht, innen jedoch bleibt das Ungesagte. Unverarbeitete Gefühle stauen sich, der Energieaufwand steigt. Beziehungen bleiben flach, weil das Gegenüber nicht erfährt, wie es wirklich in einem aussieht. Humor, so meint man, verbindet, und das ist in gewisser Hinsicht auch so, aber nicht, wenn er als Abwehrschirm gegen jegliche Tiefe dient. Dann sorgt er dafür, dass die Beziehungen merkwürdig hohl werden. Man versteht sich eben nur auf der Ebene des Witzes und wir alle wissen: Das Leben ist nicht immer lustig. Auf Dauer wächst die innere Einsamkeit: Immer zu lachen, wenn das Herz eigentlich weint, erschöpft zutiefst.

Bei Teammeetings ist Paula bekannt für ihre Schlagfertigkeit. Wenn Diskussionen hitzig werden, bringt sie mit einem Wortspiel das ganze Büro zum Lachen. Alle nennen sie »unser Sonnenschein«. Doch an einem Freitagmorgen kommt eine Mail mit einer harschen Kritik an ihrer Projektarbeit. Ihr Brustkorb zieht sich zusammen, Tränen steigen hoch, doch Sekunden später lächelt sie, steht auf und ruft in den Raum: »Na, wenigstens weiß ich jetzt, wie ich meinen Kaffee stark genug brühen muss, um das zu verdauen!« Lacher branden auf.

Am Abend, allein auf dem Sofa, scrollt sie durch ihr Handy. Das Lächeln ist verschwunden, der Brustdruck bleibt. Sie denkt an eine Freundin, will schreiben: »Mir geht es gar nicht gut.« Stattdessen tippt sie einen GIF-Witz über »Freitag und Burn-on«. Die Freundin schickt ein lachendes Emoji. Paula legt das Handy weg, spürt ein Loch in der Magengrube. Sie ist leer und gleichzeitig randvoll mit ungeweinten Tränen.

So geht es wochenlang: Jeder spitze Kommentar, jeder perfekte Lacher im richtigen Moment verhindert, dass jemand fragt: »Bist du eigentlich okay?« Und genau diese Frage hätte sie gebraucht.

Wie weiter oben erwähnt ist es nicht die Aufgabe der anderen, deinen Schmerz hinter der Humormaske zu erkennen, sondern deine Selbstfürsorge, die Maske ein wenig fallen zu lassen.

Woran lässt sich Humor als Maske erkennen?

Oft tritt der Witz genau in dem Moment auf, in dem sich ein heikles Gefühl meldet. Kaum steigt Scham, Trauer oder Angst in die Kehle, schiebt sich ein flinker Kommentar dazwischen und lenkt die Aufmerksamkeit um. Das Lachen im Raum fühlt sich für alle leichter an. Meistens ist eine lockere Stimmung sehr willkommen. Nur in einem selbst bleibt eine merkwürdige Spannung zurück. Viele berichten, dass nach solchen Glanzauftritten eine verstörende Stille folgt: Während im Kopf noch der Applaus nachhallt, breitet sich im Bauch ein dumpfes Gefühl von Leere aus, manchmal sogar Traurigkeit. (Wenn man sich die Liste der an Depressionen erkrankten Komiker ansieht, dann staunt man nicht schlecht, oder jetzt mit dem Wissen vielleicht doch nicht mehr.)

Typisch ist auch, dass die eigene Verletzlichkeit nie offen ausgesprochen wird. Noch bevor ein Satz beginnen könnte mit »Ich fühle …«, dreht er sich in Ironie oder Sarkasmus, als müsse jede weiche Stelle sofort verpackt werden, damit niemand sie berührt. Außen entsteht so das Bild der stets gut gelaunten Person und die meisten sagen: »Mit dir kann man immer lachen.« Innen aber wächst das Empfinden, allein zu sein. Denn wer ständig der Unterhalter ist, bekommt selten die Frage gestellt, wie es ihm wirklich geht.

Der Körper verrät allerdings diese Diskrepanz häufig zuerst: ein Herzschlag, der nach dem Lachen zu schnell bleibt, eine flache Atmung, feuchte Handflächen oder ein verspannter Kiefer. Obwohl der Mund lacht, bleibt der Organismus im Alarmzustand, weil das eigentliche Gefühl keinen Ausdruck fand. Gute Beobachter*innen erkennen es an den Augen. Das Masken-Lächeln erreicht fast nie die Augen und es bleibt ein trauriger Schimmer in ihnen zurück.

Hier noch einmal übersichtlich:

- Witze tauchen besonders dann auf, wenn ein Gefühl von Scham, Trauer oder Angst spürbar wird.
- Nach humorvollen Auftritten folgt häufig ein Gefühl innerer Leere oder Traurigkeit.
- Eigene Verletzlichkeit wird nie ausgesprochen, sondern sofort in Ironie verpackt.
- Andere beschreiben einen als »immer gut drauf«, während man sich selbst oft einsam fühlt.

- Der Körper zeigt Stresszeichen (Unruhe, enge Atmung), obwohl äußerlich gelacht wird.

Reflexionsfragen, um Humor als Maske zu erkennen

- Wann hast du Tränen oder Wut durch Witze ersetzt, weil negative Gefühle in deiner Umgebung nicht gut ankamen?
- Bei welchen Gefühlen greifst du am schnellsten zu Ironie oder einer guten Pointe?
- Was spürst du im Körper, unmittelbar nachdem alle gelacht haben?
- Gibt es Menschen, vor denen du nicht witzig sein musst? Wie fühlt sich das an?

Welche Angst taucht auf, wenn du dir vorstellst, einmal keinen Scherz zu machen und stattdessen ehrlich zu sagen, was los ist?

Die Kunst liegt darin, Lachen als Möglichkeit zu erhalten und zugleich den Mut zu finden, die Maske abzunehmen, wenn das Herz sich zeigen möchte. Denn erst dort, wo Witz und Wahrheit nebeneinander Platz haben, können echte Nähe, Trost und tiefe Erleichterung entstehen. Nicht im Überrollen der eigenen Gefühle auf Kosten der psychischen Gesundheit.

Exkurs: Abwehrmechanismen und Bewältigungsstrategien

Schutzmechanismen werden in der Fachsprache häufig Abwehrmechanismen genannt und sind automatische seelische Reaktionen, die unbewusst ablaufen. Sobald eine Situation als innerlich bedrohlich, beschämend oder überwältigend erlebt wird, greift die Psyche zu einem raschen Schutzschild:

verdrängen, verleugnen, projizieren, wegerklären, weglachen. Das geschieht, bevor es überhaupt bemerkt wird. Sinn und Zweck? Die innere Spannung soll so weit gesenkt werden, dass das Ich handlungsfähig bleibt. Kurzfristig funktioniert das ausgezeichnet; langfristig staut sich jedoch ungefühltes Material im Hintergrund an, oft schlägt es später als körperliche Symptome, Dauerspannung oder chronische Erschöpfung zurück.

Beispielhafte Alltagsszenen

1. **Verdrängung**
   Nach einer schmerzhaften Trennung stürzt sich Paula sofort in Arbeit und dekoriert die Wohnung neu, um keine Trauer aufkommen zu lassen.
2. **Verleugnung**
   Wiederkehrende Magenschmerzen tut Paula als »bloß etwas Falsches gegessen« ab, obwohl der Arzt Stress anmahnt.
3. **Projektion**
   Eigene innere Wut lädt Paula in Form von ständigen Beschwerden über »die aggressive Stimmung im Büro« bei Kolleg*innen ab.
4. **Rationalisierung**
   Einen kränkenden Kommentar erklärt sich Paula als »objektiv gerechtfertigte Kritik«, um nicht gekränkt sein zu müssen.
5. **Weglachen/Ironisieren**
   Bei peinlichem Lob wird Paula rot, reißt aber sofort einen Witz: »Hoffentlich merkt keiner, dass ich das gar nicht kann!«

Bewältigungsstrategien sind demgegenüber weitgehend bewusste Schritte, um Belastungen zu regulieren. Wer eine solche Strategie wählt, merkt die eigene Anspannung und entscheidet sich: Ich gehe spazieren, schreibe Tagebuch, telefoniere, atme tief, bitte um Hilfe.

Das Ziel ist nicht, das Empfinden auszublenden, sondern es zu verarbeiten und in einen tragbaren Zustand zu bringen. Gelungene Bewältigung erhöht langfristig die Selbstwirksamkeit, stärkt das Nervensystem und vertieft das Vertrauen in die eigenen Fähigkeiten und damit die eigene emotionale Stabilität.

Beispielhafte Alltagsszenen

1. **Achtsame Pause**
   Nach einer belastenden Besprechung macht Paula bewusst fünf Minuten Pause, um draußen durchzuatmen, bevor die nächste Aufgabe startet.
2. **Tagebuch und Selbstreflexion**
   Abends notiert Paula die stressreichsten Momente und ergänzt, was sie beim nächsten Mal anders ausprobieren möchte.
3. **Gespräch und Co-Regulation**
   Paula ruft eine Freundin an, um Ärger laut auszusprechen, statt ihn innerlich kreisen zu lassen.
4. **Bewegung und Körperarbeit**
   Paula macht kurz Stretching oder legt einen Spaziergang ein, wenn die Schultern hochrutschen und der Kopf brummt.
5. **Erlaubte Gefühle**
   Paula zieht sich zurück, hört Musik und lässt bewusst Tränen zu, bis der Körper spürbar weich wird.

Merk dir

Abwehrmechanismen verbannen das Gefühl aus dem Bewusstsein, damit es nicht gespürt werden muss; Bewältigungsstrategien erlauben dem Gefühl, da zu sein, und suchen einen tragenden Umgang damit.

Was alle Strategien gemeinsam haben

All diese Strategien von Dissoziation, Funktionsmodus über People-Pleasing, Überkontrolle hin zu Vermeidung, Betäubung, Kopfflucht und Humor als Maske haben eines gemeinsam: Sie sind einst entstanden, um das Unerträgliche erträglich zu machen. Jeder Trick, jede Flucht war zu irgendeinem Zeitpunkt ein kluger Schutz, ein »Ja zum Leben« unter schwierigen Bedingungen. Das verdient Anerkennung, nicht Scham.

Doch Schutzschilde, die früher halfen, können später zur Rüstung werden, die schwerer und enger sitzt, je länger sie getragen wird. Das Kapitel zu den Überlebensstrategien in diesem Teil des Buches wollte zeigen, wie subtil diese Rüstungen funktionieren, welche Energie sie kosten und wie sie die Verbindung zum eigenen Erleben blockieren und damit langsam, aber sicher erschöpfen. Die Nicht-Beachtung der zugrunde liegenden Mechanismen in uns kann zu psychischen Erkrankungen führen.
Bewusstheit ist der erste Riss im Panzer. Wer erkennt, wann eine Strategie anspringt, was sie kurzfristig liefert und welchen Preis sie langfristig fordert, legt den Grundstein für Veränderung. Erst wenn der Mechanismus sichtbar wird, kann Wahlfreiheit entstehen: weiter in der alten Spur laufen oder vorsichtig eine neue Richtung erproben.

Kein Muster muss heute radikal abgelegt werden. Das ist mir wichtig, denn die meisten glauben, dass sie sofort aus diesen Strategien aussteigen müssen, damit schnell Linderung kommt. Das funktioniert leider so nicht.

Häufig genügt gerade am Anfang ein winziges Innehalten: ein Atemzug, ein kurzes Spüren im Körper, eine ehrlichere Antwort als beim letzten Mal. So entsteht Schritt für Schritt ein innerer Raum, in dem vermeintliche Bedrohung nicht mehr zwingend Flucht oder Taubheit bedeutet, sondern mitfühlende Selbstbegegnung.

Die kommenden Kapitel setzen genau dort an: Sie bieten praktische Wege zu innerer Ruhe, Kreativität, Körperwahrnehmung, Akzeptanz und echter Verbindung. Es gibt Ressourcen, die den alten Strategien nach und nach die

Notwendigkeit nehmen. Denn Überleben war einst die Maxime. Heute darf es mehr sein: vollständig, lebendig, nah sein, ohne emotional zu erschöpfen.

Im nächsten Kapitel widme ich mich daher ausführlich der Frage, wie sich emotionale Erschöpfung konkret äußert, auf der Gefühlsebene, in den Beziehungen und im Körper. Ich beleuchte, welche inneren und äußeren Dynamiken sich dabei entwickeln können und welche Folgen dieser Zustand für uns selbst und unser Umfeld haben kann. Zu jedem Abschnitt findest du praktische Impulse und Anregungen, wie du erste Schritte aus der Erschöpfung finden kannst. In den darauffolgenden Kapiteln geht es dann noch etwas mehr in die Tiefe.

Also: Lass uns eintauchen.

WIE EMOTIONALE ERSCHÖPFUNG DEIN LEBEN BEEINFLUSST

GEFÜHLE UND EMOTIONALE ERSCHÖPFUNG

Emotionale (In-)Kompetenz

Wir haben uns in den vorherigen Kapiteln mit Definitionen, Gefühlsblindheit, emotionaler Instabilität, Strategien und Erschöpfungssyndromen befasst sowie mit vorgeblichen Schutzmechanismen, die nicht wirklich helfen. Man weiß heute, dass Menschen, die ihre Emotionen nicht gut regulieren können, mehr an psychischen Störungen leiden als Menschen, die einen gesunden Umgang mit ihnen pflegen. Emotionale Erschöpfung ist oft das Ergebnis einer schlechten Emotionsregulation. Betroffene sind dadurch anfälliger für Stress. Das kann paradox erscheinen, denn durch das Nichtfühlen will man im Grunde Stress vermeiden, aber genau das Gegenteil tritt ein. Leider ist das zunächst nicht offensichtlich, da es kurzfristig eine Entlastung gibt, aber die wirkt ganz sicher nicht langfristig und man bleibt in einem ungesunden Kreislauf stecken. Gute Emotionsregulation ist eine wesentliche Fähigkeit, die uns hilft, Stress zu bewältigen, gesunde Beziehungen aufzubauen und unser allgemeines Wohlbefinden zu erhalten.

Was genau machen Menschen anders, die gut mit ihrer Gefühlswelt stehen? Zunächst sind sich Menschen mit guter Emotionsregulation ihrer eigenen Gefühle bewusst und können sie klar identifizieren und ausdrücken. Sie besitzen also die Fähigkeit, ihre Emotionen wahrzunehmen, ohne sie zu unterdrücken oder zu ignorieren. Gute Emotionsregulation geht über das bloße Wahrnehmen hinaus und beinhaltet auch, dass Menschen in der Lage sind, ihre Gefühle auf eine gesunde und konstruktive Weise zu verbalisieren. Sie schaffen es, offen über ihre Gefühle zu kommunizieren, ohne andere zu verletzen oder sich selbst zu schaden. Darüber hinaus akzeptieren und anerkennen sie ihre Gefühle gleichwohl, ob sie negativ oder positiv sind. Sie verstehen, dass Emotionen ein Bestandteil menschlichen Daseins sind.

Du spürst es, wenn jemand dir wirklich begegnet. In seiner Gegenwart richtet sich etwas in dir auf, weil deine Signale aufgenommen und beantwortet werden. Diese Qualität nennen wir *emotionale Verfügbarkeit*: die Fähigkeit, innerlich präsent zu sein, die eigene Gefühlswelt wahrzunehmen und gleichzeitig offen zu bleiben für die Nuancen des Gegenübers. Emotionale Verfügbarkeit entsteht nicht, indem man Gefühle katalogisiert oder an der Oberfläche benennt; sie formt sich in dem leisen, wachen Moment, in dem du merkst, dass dein Atem dem Rhythmus des anderen lauscht, ohne dich selbst zu verlieren.

Emotionale Reife wiederum erweitert diese Tiefe, indem sie dem Fühlen eine integrierte Struktur verleiht. Reife bedeutet, die komplexen Schichten der eigenen Geschichte zu erkennen und dennoch handlungsfähig zu bleiben. Sie zeigt sich, wenn du nicht reflexartig auf eine innere Welle reagierst, sondern spürst, was sie dir sagen will, und dann eine bewusste Entscheidung triffst. Du fällst also nicht in ein Überlebensmuster.

Während emotionale Verfügbarkeit die Tür öffnet, sorgt emotionale Reife dafür, dass du nicht von jedem Windstoß hinausgeweht wirst. Du bleibst stabil in dir und nahbar.

In Beziehungen verschränken sich beide Qualitäten unaufhörlich. Stell dir vor, jemand erzählt dir von seiner Angst. Deine Verfügbarkeit lässt dich die

Spannung in seiner Stimme wahrnehmen, den flackernden Blick, das Zittern der Hände. Deine Reife hält dich gleichzeitig verankert in deinem eigenen Körper, damit du nicht im Sog der Angst mitgezogen wirst. So kannst du halten, ohne zu verschlingen, und du kannst fühlen, ohne zu ersticken.

Innerhalb dieser Dynamik wächst Empathie von einer bloßen Resonanz zur tragenden Brücke. Du erkennst, dass das, was im anderen lebt, auch in dir wohnt, es dich berührt, und doch weißt du ebenso, dass es einen Raum zwischen euch gibt, der gepflegt werden muss. Emotionale Reife schenkt dir die Distanz, die nötig ist, um klar zu bleiben, während emotionale Verfügbarkeit den Mut nährt, dich immer wieder einzulassen. Gemeinsam ermöglichen sie echte Intimität: eine Begegnung, in der zwei Innenwelten einander spiegeln, ohne sich zu entgrenzen.

Wenn du an dir arbeitest, bemerkst du Phasen, in denen die Verfügbarkeit wächst, doch die Reife hinterherhinkt. Dann fühlst du sehr viel, reagierst vielleicht impulsiv, und erst im Nachhinein verstehst du, was geschah. In anderen Phasen reift dein Verständnis, aber die Tür zum Fühlen scheint angelehnt. Lebenskunst besteht darin, beide Bewegungen in ein Gleichgewicht zu bringen. Du lernst, dich innerlich zu regulieren, damit du verfügbar bleibst, und du kultivierst die Bereitschaft, dich berühren zu lassen, damit deine Reife nicht zur kontrollierenden Starre wird.

Es gehört Mut dazu, sich in diese Balance zu wagen. Du wirst dich bisweilen ungeschützt fühlen, wenn alte Wunden aufblitzen, oder ungeduldig werden, wenn du erneut innehalten sollst, anstatt spontan zu handeln. Doch mit jeder Erfahrung wächst das Vertrauen, dass du deine Gefühle tragen kannst, ohne dass sie dich überfluten, und dass du deine Klarheit bewahren kannst, ohne in Kälte zu verfallen.

Schließlich erkennst du, dass emotionale Verfügbarkeit und Reife keine Endziele sind, sondern ein fortlaufender Tanz. Mal führst du, mal lässt du dich führen, und jeder Schritt schenkt dir mehr Tiefe in der Begegnung mit dir selbst und mit anderen. In diesem Tanz entsteht die leise, kraftvolle Gewissheit, dass du sowohl offen als auch gefestigt sein darfst und dass darin eine unvergleichliche Freiheit liegt.

Emotionsregulation ist in diesem Zusammenhang der innere Übersetzer, der Rohgefühle in verstehbare Signale verwandelt und sie zugleich in Bahnen lenkt, die deine Werte respektieren. Sobald du bemerkst, dass eine Welle von Ärger oder Angst auftaucht, tritt deine Verfügbarkeit zunächst nach außen: Du spürst die Körperreaktionen, nimmst die Veränderung in deiner Atmung wahr und registrierst vielleicht das Flimmern in den Muskeln. Doch an diesem Punkt übernimmt deine emotionale Reife die Führung. Sie fragt: Welcher Anteil meiner Geschichte meldet sich hier? Welches Bedürfnis steckt hinter der aufwallenden Energie? Durch diese Reflexion entsteht ein kleiner, aber entscheidender Zwischenraum, in dem du wählen kannst, wie du handeln oder sprechen willst.

In der Praxis bedeutet das, dass du nicht gegen dein Gefühl ankämpfst, es allerdings auch nicht ungefiltert ausagierst. Du erlaubst ihm, durch dich hindurchzugehen, während du zugleich die Verantwortung behältst, es so zu äußern, dass Beziehung möglich bleibt. Emotionsregulation ist also weder Unterdrückung noch Kontrollverlust, sondern eine laufende Feinjustierung: ein bewusstes Regulieren von Intensität und Ausdruck, damit dein Inneres klar kommunizieren kann, ohne das Gegenüber zu überrollen und ohne dein eigenes Selbstgefühl zu verraten. Auf diese Weise schließen sich emotionale Verfügbarkeit, Reife und Regulation zu einem Kreislauf zusammen, in dem Fühlen, Verstehen und Handeln untrennbar ineinandergreifen. (Das werden wir später im Kapitel »Emotionsregulation lernen« üben.)

Es ist daher sehr sinnvoll, Emotionen, Gefühle und den Zusammenhang mit unseren Gedanken näher zu betrachten.

Deine Gefühle und Gedanken – ein Zusammenhang?

Was beeinflusst dich stärker – deine Gefühle oder deine Gedanken? Wenn du kurz in dich hineinspürst, wirst du merken, dass die Antwort auf diese Frage gar nicht so einfach ist. Viele Menschen meinen, sie würden Entscheidungen ganz rational treffen, etwa wenn sie ein neues Auto kaufen oder ein Stellenangebot annehmen. Andere wiederum geben zu, dass eine Shoppingtour durchaus emotional geprägt sein kann – der berühmte Frustkauf ist dafür ein gutes Beispiel. Manchmal wird das sogar ganz stereotyp aufgeteilt: Die Frau handelt angeblich emotional, während der Mann stets rational bleibt. Persönlich halte ich von solchen Voramahmen und Klischees nicht viel. Und dennoch erwische ich mich manchmal selbst dabei, impulsiv etwas zu kaufen, um meine Gefühle zu beruhigen.

Die spannende Frage ist: Können wir überhaupt Entscheidungen treffen, die völlig frei von Emotionen sind? Ich stelle dies bewusst in den Raum, denn Gefühle wirken tiefer auf unser Denken und Handeln, als uns oft bewusst ist. Um diese Verbindung besser zu verstehen, lohnt es sich, zunächst einen genaueren Blick auf die Gefühlswelt zu werfen, bevor wir uns anschließend den Gedanken zuwenden.

Gefühle und Emotionen sind nicht dasselbe

Was ist eigentlich ein Gefühl? Mehr oder weniger kennt jeder die Grundemotionen: Freude, Trauer, Überraschung, Wut, Ekel, Angst und Verachtung. Diese sind auf der ganzen Welt gleich im Gesichtsausdruck, deswegen werden sie *Grundemotionen* genannt. Die Forschung geht davon aus, dass diese sieben Emotionen bereits als Säugling bei allen Menschen bestehen und nicht erlernt werden müssen. Obwohl Menschen so vielfältig und vielschichtig sind im Aussehen, in der Sprache, in der Gestik und Kultur, sind diese Grundemotionen unabhängig von all diesen Dingen. Sie unterscheiden sich in der Gesichtsexpression kaum und daher gelten sie als universell. Dazu wurden einige Studien durchgeführt und Paul Ekman[9] (amerik. Psychologe) sagt, dass kein Mensch in der Lage ist, seine Grundemotionen zu verstecken. Diese zeichnen sich innerhalb von 40 und 500 Millisekunden in unserem Gesicht ab – die sogenannten Mikroexpressionen –, danach können wir sozusagen wieder die Kontrolle übernehmen. Es ist demnach unmöglich, dass wir unser »wahres Ich« verstecken können, und geübte Beobachter*innen erkennen womöglich mehr, als sie sollten. Für einige Berufe, wie meinen, ist das Lesen von Mikroexpressionen wichtig, da es »versteckte« Emotionen an die Oberfläche bringt. Damit können sich neue Wege und Perspektiven für den Therapieverlauf ergeben. Aber bitte keine Sorge, kein Mensch läuft mit einem solchen Scannerblick durch die Welt. Es gibt allenfalls beruflich »Infizierte« oder im Menschenlesen Begabte, die schneller im Erkennen von Emotionen sind, und dann gibt es die, die etwas länger brauchen. (Was auch kein Weltuntergang ist.)

Grundemotionen sind ein existenzieller Bestandteil unseres Lebens und ein Leben ohne Emotionen ist nicht möglich. Unsere Emotionen unterscheiden sich allenfalls in kulturabhängigen zusätzlichen Gesten wie bestimmten Handzeichen, die je nachdem positiv oder negativ sein können. Im Allgemeinen glauben viele, dass Südeuropäer mehr gestikulieren, aber die Professorin für Sprachgebrauch und Multimodale Kommunikation Cornelia Müller[10] sagt, dass Deutsche und Südeuropäer gleich viel Gestik nutzen. Der einzige Unterschied: Südeuropäer gestikulieren aus Ellenbogen und Schulter, wobei diese entsprechend ausladen, und Nordeuropäer gestikulieren eher aus dem Handgelenk, was sich verhalten in Körpernähe abspielt.

Aber das sind nur Gesten, die die Mikroexpression im Gesicht nicht ändern können, allenfalls davon ablenken. So betrachtet, erhalten unsere Emotionen schon ein Schwergewicht, denn sie sind angeboren und von existenzieller Bedeutung. Es lohnt sich also, dass wir lernen, mit ihnen umzugehen, beziehungsweise lernen, sie besser zu verstehen.

Ist dir auch schon aufgefallen, dass wir manches Mal über Gefühle und ein anderes Mal über Emotionen reden? Im allgemeinen Sprachgebrauch werden diese beiden Begriffe synonym verwendet, dabei gibt es tatsächlich Unterschiede. Emotionen sind intensive, kurzfristige Reaktionen auf bestimmte Reize oder Ereignisse. Sie lösen körperliche Veränderungen aus, wie erhöhten Herzschlag, Schwitzen oder Kälteschauer. Emotionen sind universell und genetisch programmiert. Die Grundemotionen habe ich bereits weiter oben erwähnt. Wenn jemand von einem Hund angegriffen wird, dann wird die Emotion Angst aktiviert, sodass die Person blitzschnell reagieren kann. Dieser erste Impuls (Emotion) wird die Reaktion Flucht oder Kampf auslösen und diese wäre bei einem Angriff »überlebenswichtig«. Es gibt also in uns basal abgespeicherte Vorgänge, die bei entsprechendem Reiz hervorgerufen werden und schnell ablaufen müssen. Emotion meint damit das gesamte Paket aus Körperreaktion, Bewertung und Handlungsimpuls.

Gefühle sind zunächst einmal subjektive Erfahrungen, die sich aus unseren Emotionen entwickeln. Sie sind in der Regel länger anhaltend, dafür aber weniger intensiv als die unmittelbaren Emotionen, die sie hervorrufen. Unsere subjektiven Erfahrungen beruhen darauf, wie wir diese Emotionen bewerten und verarbeiten, und genau dabei spielen auch unsere Gedanken, Erinnerungen und unsere momentane Stimmung eine wichtige Rolle.

Typische Beispiele für Gefühle sind etwa Liebe, Zufriedenheit, Enttäuschung, Neid, Mitgefühl, Sehnsucht oder Unsicherheit. Wenn jemand beispielsweise häufig die Emotion Wut empfindet, kann dies wiederum negative Gedanken auslösen und verstärken. Das Resultat ist dann ein Zustand, in dem sich der Mensch bereits bei kleinsten Reizen enttäuscht oder dauerhaft verärgert fühlt. Die Stimmung wäre gedrückt.

Emotionen sind also Primärinstinkte, während Gefühle aus der Interpretation und Bewertung dieser Emotionen erwachsen und durch kognitive Prozesse geformt werden. Antonio Damasio[11], ein renommierter Neurowissenschaftler, beschreibt es so: Emotionen sind biologische Prozesse, die automatisch und oft unbewusst auf bestimmte Reize reagieren, während

Gefühle die bewusste Wahrnehmung dieser Emotionen sind. Praktisch sind die beiden Zwillinge, aber die Emotion ist zuerst da und unmittelbar folgt das Gefühl. Emotionen sind dem Körper zugeordnet und Gefühle dem Geist.

Kriterium	Emotion	Gefühl
Dauer	kurzfristig	länger anhaltend
Intensität	intensiv	weniger intensiv
Auslöser	spezifische Reize oder Ereignisse	verarbeitete Emotionen und Gedanken
Körperliche Komponente	stark ausgeprägt	weniger ausgeprägt
Universell	ja, genetisch programmiert	nein, stark subjektiv

Gefühle sind im Kern bewusste Wahrnehmungen unserer inneren Prozesse, die individuell eingefärbt sind. Während Emotionen überwiegend unbewusst ablaufen, gelangen Gefühle ins Bewusstsein. Dort nehmen wir sie wahr, spüren sie körperlich und können sie bewusst benennen. Wenn sich beispielsweise dein Magen zusammenzieht und deine Atmung schneller wird, kannst du bewusst Angst wahrnehmen. Dann gibt dir deine aktuelle Situation weitere Anhaltspunkte dafür, warum du so fühlst: Du siehst einen großen Hund, der auf dich zuläuft, und dein Gehirn sendet die klare Botschaft: »Ich muss hier weg.« Ab sofort speicherst du diesen Moment vielleicht als bedrohlich ab und verbindest große Hunde künftig mit Gefahr.

Gerade diese individuelle Einfärbung unserer Gefühle erklärt, warum Menschen ein und dieselbe Situation so unterschiedlich erleben können. Jeder Mensch besitzt seine ganz eigene emotionale Reaktion und seinen ganz eigenen inneren Filter, durch den Gefühle verarbeitet werden. Stell dir etwa zwei Personen vor, die auf einem sehr hohen Gebäude stehen: Person A, die Angst vor Höhe hat, empfindet die Situation als bedrohlich. Ihr Herz schlägt schneller, ihre Atmung beschleunigt sich und sie bekommt schwitzige Hände. Person B hingegen genießt die Aussicht und erlebt denselben Moment als aufregend und angenehm. Auch ihr Herz schlägt schneller, doch bei ihr sind es andere Hormone und Botenstoffe, die dabei ausgeschüttet werden, unter anderem Serotonin, Dopamin und Endorphine. Bei Angst hingegen dominieren Adrenalin, Noradrenalin und Cortisol. Auf die detaillierte Wirkweise dieser Hormone gehe ich hier nicht näher ein, da dies den Rahmen sprengen würde.

Ein weiteres Beispiel ist ein Streitgespräch: Während Person C Wut verspürt und möglicherweise mit Aggression reagiert, empfindet Person D in derselben Situation Traurigkeit, weil sie an die möglichen Schäden für die Beziehung denkt. Je nach unseren Erfahrungen, Überzeugungen und vergangenen Erlebnissen bewerten wir Situationen unterschiedlich und reagieren entsprechend mit verschiedenen Gefühlen.

Obwohl das äußere Ereignis also identisch ist, können Menschen daraus völlig unterschiedliche, manchmal sogar gegensätzliche Erfahrungen machen. Unsere Gedanken und Bewertungen spielen hierbei eine entscheidende Rolle: Je nachdem, welche Bedeutung wir einer Situation beimessen, können wir die zugrunde liegende Emotion entweder verstärken oder beruhigen.

Paula wollte immer eine gute Schülerin sein, um ihren Eltern zu gefallen. Sie erhoffte sich dadurch Anerkennung, Aufmerksamkeit und Liebe. In der Folge strengte sie sich immer besonders an, ging Konflikten aus dem Weg und übernahm sogar zusätzliche Aufgaben und Verantwortung, um die perfekte Tochter zu sein. Das gelang ihr bisher immer gut, sodass sie dafür auch mit entsprechendem Lob belohnt wurde. Allerdings wurde sie gleichzeitig immer wieder mit anderen verglichen, was ihre Freude im Keim erstickte und Wut, Schuld und Trauer auslöste. Wut spürte sie, weil sie es unfair fand, trotz guter

Leistungen mit anderen verglichen zu werden, Schuld kam auf, weil sie nicht die Tochter sein konnte, die ihre Eltern gerne hätten, und Trauer, weil sie im Grunde nur akzeptiert und geliebt werden wollte.

Nach dem Schulabschluss steht sie nun vor der Entscheidung, ob sie studieren oder eine Ausbildung beginnen möchte. Sie weiß, dass sich ihre Eltern den akademischen Weg wünschen, allerdings würde Paula lieber praktisch arbeiten und erwägt daher eine Ausbildung zu starten. Dies löst in ihr starke Konflikte aus, denn sie möchte ihre Eltern nicht enttäuschen. Sie glaubt, dass sie keine gute Tochter ist, wenn sie aufbegehrt und sich für ihre eigenen Wünsche und Ziele einsetzt. Diese Gedanken lösen Gefühle der Minderwertigkeit, Verärgerung und Traurigkeit in ihr aus.

(Diese Unterscheidung ist allerdings im professionellen Kontext wichtig und im alltäglichen Sprachgebrauch weniger geläufig, daher werden nachfolgend beide Begriffe »Gefühle« und »Emotionen« zur Vereinfachung synonym verwendet.)

Glaubenssätze erkennen

Wie Paula geht es vielen von uns: Besonders in Beziehungen zu nahestehenden Menschen geraten wir schnell in innere Konflikte, die wir nicht immer direkt ansprechen, und das häufig aus der Angst heraus, die Verbindung zu gefährden oder mit Liebesentzug bestraft zu werden. In solchen Momenten bleiben wir oft mit unseren Gedanken allein oder trauen uns nur zögerlich, unsere Sorgen auszusprechen. Sobald jedoch der kleinste Gegenwind aufkommt, drohen wir einzuknicken, insbesondere dann, wenn wir in unseren tief sitzenden Glaubenssätzen bestätigt werden. Aussagen wie »Das schaffst du sowieso nicht«, »Du bist nicht gut genug« oder »Niemand wird dich akzeptieren« treffen uns genau deshalb so hart, weil sie tief verwurzelte innere Überzeugungen aktivieren.

Solche Glaubenssätze und Glaubenssysteme lösen unmittelbar starke Gefühle aus: Unsicherheit, Hilflosigkeit, Minderwertigkeit, Traurigkeit oder

Schuld sind dabei nur einige der möglichen Reaktionen. Entscheidend ist zu wissen, dass Glaubenssysteme wie »Ich bin nicht gut genug« nicht nur Gedanken enthalten, sondern bereits intensiv emotional eingefärbt sind. Werden diese Überzeugungen durch eigene Gedanken oder durch Aussagen anderer aktiviert, entsteht im Inneren oft eine ganze Kaskade an Emotionen. Glaubenssysteme speichern nicht nur Erinnerungen und vergangene Ereignisse ab, sondern auch die damit verbundenen Gefühle. Genau deshalb sind sie emotional so wirkungsvoll und beeinflussen unser Verhalten meist unbewusst.

Im Gehirn sind Emotionen und Glaubenssätze über synaptische Verbindungen eng miteinander verknüpft. Je häufiger und intensiver wir emotional auf einen bestimmten Glaubenssatz reagieren, desto stärker verankert er sich in uns, und zwar nicht nur kognitiv, sondern vor allem emotional. Wenn uns beispielsweise Eltern, Lehrkräfte oder die Gesellschaft immer wieder vermitteln, dass wir nicht gut genug seien, gräbt sich diese Überzeugung tief in unser emotionales Gedächtnis ein. Ähnlich prägend wirken spezifische, stark emotionale Ereignisse wie eine gescheiterte Prüfung oder eine manipulativ geführte Beziehung. Solche Erfahrungen können tief verwurzelte Glaubenssätze entstehen lassen, die uns langfristig blockieren.

Viele unserer Gedanken sind somit regelrecht von Emotionen durchtränkt und lenken uns oft unbewusst. Kritisch wird es dann, wenn uns diese Zusammenhänge verborgen bleiben und wir uns wundern, warum wir im Leben scheinbar feststecken oder immer wieder ähnliche negative Erfahrungen machen. Merke dir daher:

Merk dir

In unseren Glaubenssätzen und Überzeugungen stecken also bereits intensive Emotionen, die durch gedankliche Prozesse, oft blitzschnell und unbewusst, zu spürbaren Gefühlen werden. Genau diese Kombination prägt maßgeblich unser Denken, Fühlen und Handeln.

Reflexionsfragen, um Muster zu erkennen

Hier kommt eine kleine Hilfestellung in Form von Fragen und Thesen, die du dir selbst stellen kannst, um Glaubenssätze zu identifizieren:

- **Achte auf wiederkehrende Gedanken und Selbstgespräche.** Welche Sätze tauchen immer wieder in deinem Kopf auf? Zum Beispiel: »Ich schaffe das eh nicht.« Oder: »Erfolg ist etwas für andere.« Oder: »Mich mag keiner.«
- **Beobachte deine Reaktionen.** Reagierst du stark auf bestimmte Situationen oder Aussagen? Das könnte ein Hinweis auf einen zugrunde liegenden Glaubenssatz sein.
- **Reflektiere vergangene Entscheidungen.** Rückblickend, welche Gedanken oder Überzeugungen haben deine Entscheidungen beeinflusst? Welche Muster erkennst du?
- **Notiere deine »Muss«- und deine »Soll«-Aussagen.** Sagst du dir oft Dinge wie »Ich muss das perfekt machen« oder »Ich darf keinen Fehler machen«?

Frag Freunde und Familie. Manchmal haben andere Menschen einen besseren Blick in Muster, die uns selbst verborgen bleiben. Was sagen vertraute Menschen über dich?

Wenn du einen Glaubenssatz gefunden hast, dann prüfe, welche Gefühle er auslöst. Spür nach und notiere sie. Das kannst du später nutzen, denn es wird an anderer Stelle in diesem Buch eine weitere Übung dazu geben.

Hinweis: Diese und andere Übungen in diesem Buch ersetzen keine Therapie.

Paula hat sich nach ihrem letzten Zusammenbruch Hilfe geholt und arbeitet seit einiger Zeit mit ihrer Therapeutin an ihren Themen. Seit Kurzem steht fest, dass in ihr die Überzeugung wohnt, nicht gut genug zu sein. Mit ihrer Therapeutin erarbeitet sie Folgendes:

1. **Gedanken identifizieren und hinterfragen:**
   Gedanke: »Ich bin nicht gut genug.«
   Frage: »Was sind die Beweise dafür, dass ich nicht gut genug bin? Gibt es konkrete Situationen oder Ereignisse, die das belegen?«
   Antwort: Paula fällt ein, dass sie kürzlich ein Projekt nicht perfekt abgeschlossen hat, aber gleichzeitig gesteht sie, dass sie auch positive Rückmeldungen für ihre Arbeit erhalten hat.

2. **Gedanken relativieren:**
   Gedanke: »Ich habe das Projekt nicht perfekt gemacht.«
   Frage: »Was sind die Beweise dagegen? Gibt es auch positive Aspekte, die ich übersehe?«
   Antwort: Paula kann erkennen, dass das Projekt insgesamt erfolgreich war und sie viel Lob von Kolleg*innen und Vorgesetzten erhalten hat. Der Fehler, den sie gemacht hat, war klein und hat das Gesamtergebnis nicht beeinträchtigt.

3. **Alternative, positive Gedanken formulieren:**
   Gedanke: »Ich habe mein Bestes gegeben, und das Projekt war insgesamt erfolgreich.«
   Frage: »Welche positiven Eigenschaften und Fähigkeiten habe ich, die zum Erfolg beigetragen haben?«
   Antwort: Paula stellt fest, dass sie zielgerichtet gearbeitet, kreative Lösungen gefunden und gut im Team gewirkt hat.

4. **Neue Überzeugung etablieren:**
   Gedanke: »Ich habe gute Fähigkeiten und arbeite zielorientiert. Fehler passieren, und ich lerne daraus.«

Selbstgespräch: *»Ich bin kompetent und lerne aus meinen Erfahrungen. Meine Anstrengungen und mein Beitrag sind wertvoll.«*

5. ***Verhalten anpassen:***
   Aktion: *Paula nimmt sich vor, ihre Erfolge regelmäßig zu notieren und zu feiern, anstatt sich nur auf ihre Fehler zu konzentrieren.*
   Selbstfürsorge: *Sie erinnert sich daran, freundlich zu sich selbst zu sein und Selbstmitgefühl zu üben.*

Durch diesen Prozess, der oft etwas dauert, lernt Paula, ihre negativen Gedanken zu hinterfragen und durch realistischere und positive Überzeugungen zu ersetzen. Sie lernt, wie Glaubenssätze wirken und ihr emotionales Wohlbefinden beeinflussen. Das Wichtigste: Sie ist ihnen nicht mehr hilflos ausgesetzt, sondern sie weiß, dass sie sie durch gezielte Übungen und Wiederholungen verändern kann. Das bringt ihr etwas mehr Sicherheit und steigert ihr Selbstwertgefühl. Sie weiß, dass sie dranbleiben und an sich arbeiten möchte, damit es ihr nicht nur ganz bald wieder besser geht, sondern auch langfristig.

Sind rationale Entscheidungen möglich?

Kommen wir nun zurück zur Ausgangsfrage: Können wir überhaupt rein rationale Entscheidungen treffen, die völlig frei von Gefühlen sind? Wenn wir ehrlich zu uns sind, müssen wir erkennen, dass wir unsere Entscheidungen meist emotional treffen und erst im Nachhinein mit rationalen Argumenten rechtfertigen.

Nehmen wir an, eine Person befindet sich in dem Dilemma, sich zwischen zwei großartigen Menschen entscheiden zu müssen. Hilft hier wirklich eine klassische Pro-und-Contra-Liste? Selbst wenn eine solche Liste klar für eine bestimmte Person spricht, ist es am Ende oft ein leises, inneres Gefühl, das flüstert: »Nein, es ist die andere Person.« Und genau so ergeht es uns häufig auch bei anderen wichtigen Entscheidungen – beispielsweise bei der Wahl unseres Jobs. Selbst wenn ein neues Angebot rational gesehen deutlich bessere Konditionen bietet, ist es oft eine innere Vorahnung oder ein Gefühl, das uns dazu bringt, es abzulehnen und einen anderen Weg einzuschlagen.

Ich könnte dich jetzt fragen, worauf basierend du dich für deine aktuelle Wohnung oder dein Haus entschieden hast. Ich wage zu vermuten, dass kaum jemand antworten würde, es sei eine rein rationale Entscheidung gewesen. Selbst bei Aktieninvestitionen spielen inzwischen Gefühle eine Rolle: Wir interessieren uns plötzlich dafür, ob sich das Unternehmen sozial engagiert oder umweltbewusst handelt. Unsere Gefühle beeinflussen nahezu jede Entscheidung unseres Lebens, angefangen bei der Kleidung, die wir täglich anziehen, bis hin zu großen, lebensverändernden Weichenstellungen.

Auch die Werbeindustrie hat längst verstanden, wie stark Gefühle uns leiten, und setzt gezielt auf emotionale Botschaften. Besonders in den sozialen Medien dominiert das Storytelling. Warum? Weil Geschichten direkt Emotionen auslösen. Ob wir wollen oder nicht, wir werden täglich verführt und emotional gelenkt.

Und was bedeutet es dann, rational zu sein? Auch wenn es schwierig ist, vollständig vom Gefühl losgelöst zu entscheiden, bedeutet Rationalität oft, eine Balance zwischen Gefühlen und Logik herzustellen. Also im Idealfall: Wir beruhigen uns erst (das Gefühl flacht ab) und treffen dann nach reiflicher Überlegung eine Entscheidung.

Rationalität zeichnet sich im Allgemeinen durch Handlungen und Denkweisen aus, die zweckorientiert sind und frei von unseren Glaubenssätzen. Es sind Entscheidungen, die auf Verstand und Vernunft basieren. Aber hier ist der Clou: Nehmen wir an, du möchtest ein Smartphone kaufen und vergleichst daher diverse Modelle auf Ausstattung und Preise. Selbst die auf diesen Datenanalysen basierende Entscheidung für ein bestimmtes Smartphone wäre subjektiv eingefärbt, denn eine objektive rationale Entscheidung würde erfordern, alle auf dem Markt vorhandenen Smartphones miteinander zu vergleichen. Das ist unmöglich. Deine Entscheidung wäre allenfalls subjektiv rational.

Gefühle sind nicht nur einfache Reaktionen auf äußere Reize. Vielmehr spiegeln sie unsere Bedürfnisse, unsere Werte und unsere moralischen Überzeugungen wider. Sie lenken unser Leben und verleihen ihm jene Kraft und Farbe, die wir brauchen, um uns wirklich lebendig zu fühlen. Doch manchmal empfinden wir Gefühle als überwältigend und wünschen uns sogar, sie gar nicht mehr spüren zu müssen. Besonders (hyper)sensible Menschen kennen dieses Gefühl wahrscheinlich sehr gut: Täglich prasseln unzählige Reize und Eindrücke auf sie ein, und oft scheint es der simplere Weg, Gefühle einfach abzuschalten.

Aber Gefühle zu verdrängen oder ganz abzuschalten, ist nicht die Lösung. Im Gegenteil: Wahre Kraft entsteht, wenn wir lernen, unsere Gefühle gesund in unser Leben zu integrieren und zu verstehen, was in unserem Inneren wirklich vor sich geht. Genau das macht den entscheidenden Unterschied und bringt uns zurück zu einem lebendigen, erfüllten Leben.

Manchmal fehlen Worte für das, was in dir los ist. Bilder sind dann oft leichter zugänglich. Farben können ein schneller Zugang zu deinem Empfinden sein, und das ohne Bewertung, ohne Analyse. Diese kleine Übung lädt dich ein, dein Erleben zunächst wahrzunehmen und anschließend behutsam in Richtung dessen zu bewegen, was dir guttut.

Welche Farbe hat dein Leben?

- Setz dich bequem hin, Füße am Boden. Leg, wenn du magst, eine Hand auf Brust oder Bauch. Atme fünfmal ruhig ein und aus.
- Schließ für einen Moment die Augen und stell dir dein Leben als eine Farbe vor. Welche Farbe taucht auf – spontan, ohne nachzudenken? Bleib bei der ersten Regung.
- Nimm Details wahr: Ist die Farbe hell oder dunkel, satt oder blass, ruhig oder in Bewegung? Wo im Körper spürst du sie (Brust, Bauch, Hals)? Welche drei Worte passen dazu (zum Beispiel »schwer – still – eng«)?

- Frag dich leise: Was erzählt mir diese Farbe über mein aktuelles Tempo, meine Beziehungen, meine Bedürfnisse?
- Jetzt lade eine zweite Farbe ein: Welche Farbe wünschst du dir stattdessen in deinem Leben? Lass sie sich ausbreiten – als sanfte Tönung, nicht als Zwang.
- Spür nach: Verändert sich Atem, Haltung, Ausdruck im Gesicht, wenn diese Wunschfarbe da ist?
- Kannst du mit dieser Vorstellung in Resonanz gehen, also ein inneres »Ja, so fühlt es sich stimmig an« bemerken?
- Übersetz die Wunschfarbe in einen Ein-Prozent-Schritt für deinen Alltag: Welcher kleine Moment könnte morgen diese Farbe tragen? Eine zehnminütige Pause? Eine klare Grenze? Ein Anruf bei einem Menschen, der dir guttut?
- Setz einen Anker: Wähle einen Gegenstand in dieser Farbe (Notizzettel, Tasse, Handy-Hintergrund), der dich im Laufe des Tages freundlich erinnert.
- Wenn keine Farbe auftaucht, ist das in Ordnung. Nimm stattdessen eine Temperatur (warm/kühl) oder eine Helligkeit (hell/dunkel) und geh damit genauso vor.
- Wenn starke Gefühle aufkommen: Öffne die Augen, schau dich im Raum um, atme bewusst ein und aus. Alles darf langsam gehen.
- Nachklang: Notiere in drei kurzen Sätzen, was du entdeckt hast – »Gerade fühlt sich mein Leben … an.« / »Ich sehne mich nach …« / »Heute tue ich …, um ein wenig davon einzuladen.« Du musst nichts sofort verändern. Schon das klare Spüren ist ein Anfang und oft die entscheidende Bewegung in die richtige Richtung.

Es geht darum, deine ganz eigene Farbe zu entdecken, und das gelingt dir am besten, indem du dich Schritt für Schritt besser kennenlernst. Dazu gehört auch, deine Emotionen klarer zu erkennen und sie besser regulieren zu können, damit sie deine Entscheidungen nicht mehr übermäßig beeinflussen. Die Fähigkeit, Emotionen gesund zu regulieren, wird dein Leben leichter machen, denn du wirst jederzeit klarer spüren und wissen, was du brauchst.

Ich kann dir versprechen: Das ist nicht schwer zu lernen, aber es verlangt Disziplin und die Bereitschaft, deine Gewohnheiten zu verändern. Zugegeben, Letzteres ist tatsächlich eine Herausforderung, doch genau dabei unterstütze ich dich Schritt für Schritt auf dem Weg zu einem Leben ohne emotionale Erschöpfung. Die Umsetzung allerdings liegt in deinen Händen.

Emotionen besser verstehen und wahrnehmen

Um emotionaler Erschöpfung angemessen zu begegnen, müssen wir uns intensiv mit unseren Emotionen und Gefühlen auseinandersetzen. Leider lernen die wenigsten von uns, wie das wirklich funktioniert. Die meisten Menschen wachsen nicht in einem Umfeld auf, in dem Gefühle ernst genommen werden oder eine bewusste Emotionsregulationskultur herrscht.

Was genau meine ich damit? Eine »Emotionsregulationskultur« bezeichnet die bewusste und systematische Förderung von Kompetenzen, mit denen Menschen ihre eigenen Emotionen und Gefühle wahrnehmen, verstehen, akzeptieren und konstruktiv regulieren lernen. Es bedeutet, Emotionen nicht nur zu erleben, sondern auch aktiv und bewusst mit ihnen umzugehen. Diese Fähigkeiten sollten wir genauso selbstverständlich entwickeln und praktizieren wie unsere sozialen und kognitiven Kompetenzen. Eine starke Emotionsregulationskultur wirkt sich positiv auf alle Lebensbereiche aus – auf Familien, Schulen, Arbeitsplätze und letztlich sogar auf ganze Gesellschaften.

Dennoch bemerken viele Menschen gar nicht, wie stark dieses Defizit im Umgang mit Emotionen in unserer Gesellschaft verankert ist. Gefühle wurden und werden noch immer vernachlässigt, weil in unseren westlichen

Gesellschaften Rationalität dominiert. Gefühle scheinen vielen nicht greifbar genug, nicht so konkret wie Dinge, die man sehen, anfassen oder hören kann. Deshalb fällt es leicht, ihre Bedeutung herunterzuspielen oder gar infrage zu stellen.

Doch laut Antonio Damasio, dem renommierten portugiesisch-US-amerikanischen Neurowissenschaftler, ist genau das ein großer Fehler. Er bringt es eindrucksvoll auf den Punkt: »Ich fühle, also bin ich.« Mit diesem Satz verdeutlicht er die zentrale Bedeutung von Gefühlen in unserem Leben. Nach Damasio sind Emotionen sogar essenziell für unsere Entscheidungsfindung. Ohne emotionale Signale, die unsere Vernunft ergänzen und unser Handeln lenken, könnten wir keine fundierten Entscheidungen treffen.

Der Einfluss von Emotionen und Gefühlen auf Körper und Geist ist tiefgreifend – und die Folgen eines fehlenden emotionalen Bewusstseins können gravierend sein. Lass mich dir dies anhand eines Beispiels aus meiner Praxis verdeutlichen (anonymisiert und aus Vereinfachungsgründen männlich dargestellt):

Ein Patient erzählte mir in einer unserer ersten Sitzungen, wie gut seine Kindheit gewesen sei. Seine Eltern hätten sich stets um ihn bemüht. Er hatte ein eigenes Zimmer, lebte in einem Haus mit Garten und seine Eltern waren nicht geschieden. Besonders den letzten Punkt hob er hervor, da er glaubte, Kinder getrennter Eltern seien »immer irgendwie gebrochen«. Er wurde gut versorgt – Essen, Trinken und warme Kleidung waren stets vorhanden. Es wurde täglich gemeinsam gegessen und insgesamt erschien der Haushalt vollkommen normal und funktional.

Doch im Verlauf der weiteren Sitzungen offenbarte sich eine ganz andere Realität: Seine Mutter hatte ihn nie herzlich umarmt, war emotional distanziert und kühl. Sie kümmerte sich zwar gewissenhaft um seine Sauberkeit und das Einhalten von Regeln, doch liebevolle Worte oder Zeichen emotionaler Nähe gab es nie. Nach der Schule musste er allein seine Hausaufgaben erledigen, danach wurde gemeinsam gegessen, anschließend spielte er wieder allein. Freunde durfte er nicht nach Hause einladen – das hätte die Mutter zu sehr in ihrem Alltag gestört. Auch das Spielen mit anderen Kindern wurde ihm oft untersagt, weil diese angeblich nicht »gut genug« für ihn waren.

Sein Vater war zwar freundlich, jedoch beruflich viel unterwegs und selten präsent. Wenn er seinem Sohn abends vorlas, wirkte es mechanisch und ohne Wärme. Gefühle oder tiefere Gespräche über Emotionen fanden nicht statt. Sein Vater war der pragmatisch-analytische Typ, Gefühle passten nicht in sein Weltbild.

Was empfindest du beim Lesen dieser Geschichte? Spürst du vielleicht ein unangenehmes Gefühl, ein inneres Signal, dass hier etwas fehlt? Richtig! Was hier schmerzlich fehlte, waren Wärme, Herzlichkeit, echtes Interesse und emotionale Zugewandtheit. Der Patient fühlte sich niemals wirklich willkommen oder angenommen, nie gesehen oder verstanden in seinem Wesen. Echtes, tiefes Interesse, das Gefühl von Geborgenheit und einem wirklichen Zuhause fehlten ihm. Er hatte scheinbar alles – außer echter Liebe.

Bis heute leidet dieser Patient unter starken Minderwertigkeitsgefühlen und einer tief sitzenden Angst vor Ablehnung. Er ist Menschen gegenüber misstrauisch und tut sich sehr schwer, soziale Situationen unbeschwert zu meistern. Es kostete ihn viel Anstrengung, zwei enge Freundschaften aufzubauen. Doch neue Bekanntschaften zu knüpfen, fällt ihm weiterhin schwer. Er fühlt sich oft einsam, und obwohl er sich so sehr eine feste Partnerin wünscht, scheitern seine Beziehungen immer wieder nach ein bis zwei Jahren. Er kann nicht nachvollziehen, woran es liegt, denn er tut aus seiner Sicht alles für seine Partnerinnen – er gibt sich regelrecht auf, um zu gefallen und geliebt zu werden. Doch trotz all dieser Bemühungen wird er jedes Mal aufs Neue verlassen, und jedes Mal zerreißt es ihm das Herz.

Der Zugang zu Intimität und Nähe fehlte dem Patienten in zweierlei Hinsicht: Durch seine Vorprägung in der Kindheit mangelte es ihm an Zugang zu seiner Innenwelt. Er war (und das ist die Kehrseite der Medaille) fokussiert auf die Befriedigung der Bedürfnisse anderer mit einer Tendenz zur Selbstaufgabe. Was blieb, war immer die tiefe Sehnsucht nach Liebe und Zugehörigkeit.

Für meinen Patienten war es völlig »normal«, dass er keine Gefühle gezeigt bekam, kaum umarmt wurde und echte gemeinsame Zeit mit seinen Eltern fehlte. Er kannte nichts anderes, und als Kind hinterfragen wir unsere Eltern und deren Verhalten meist nicht. Was sie tun oder nicht tun, ist unser Status quo – bis wir älter werden, Freundschaften schließen, andere Familien beobachten und irgendwann erkennen, dass es auch ganz anders sein kann.

Seine Eltern hielten scheinbar ein Familienleben aufrecht, in dem sie zwar genau wussten, was technisch oder äußerlich notwendig war, jedoch das Wesentliche fehlte: die emotionale Nähe und Wärme. Gefühle wurden in dieser Familie entweder unbewusst verdrängt oder bewusst unterdrückt. Das hatte tiefgreifende Folgen für meinen Patienten, auch wenn ihm das bis zu Beginn seiner Therapie nicht bewusst war.

Hinweis: Jeder Mensch reagiert individuell auf emotionale Erfahrungen oder deren Fehlen. Dieses Beispiel stellt daher nur eine von vielen möglichen Konsequenzen dar.

Abwesenheit von Gefühlen und ihre Auswirkungen

Aus dem obigen Beispiel lässt sich die Kraft unserer Emotionen erahnen. Um das zu unterstreichen, hier eine Studie, die zwecks Erforschung von Emotionen durchgeführt wurde: In den 1950er-Jahren führte der US-amerikanische Psychologe Harry Harlow[12] mehrere Experimente an Rhesusaffen durch. In einer der Untersuchungen trennte der Psychologe neugeborene Affen von ihren Müttern und gab ihnen zwei Ersatzmütter: eine aus Draht mit einer Milchflasche und eine aus Stoff ohne Nahrung. Das Ergebnis ist erstaunlich, denn die Affen bevorzugten die Stoffmutter, obwohl diese keine Nahrung bot. Sie gingen nur in äußerster Not (Hunger) zur Drahtmutter und liefen im Anschluss sofort zur Stoffmutter zurück. Seine

Überlegungen, dass die Stoffmutter durch die weiche Oberfläche ein Wohlgefühl bei den Neugeborenen auslöste, bestätigte sich damit. Das verdeutlicht, wie wichtig Nähe und Zuneigung in Bindungen sind.

In einer anderen Untersuchung[13] von Harlow (Isolationsexperiment) wurden die Affenbabys sofort nach der Geburt von ihren Müttern getrennt und wuchsen in laborähnlichen Verhältnissen isoliert von anderen in einem Käfig auf. Die Affen zeigten extreme Verhaltensstörungen wie Bewegungsstörungen, Apathie, zwanghafte Gewohnheiten und Aggressivität. Später, als sie wieder in eine Gruppe eingeführt wurden, wussten sie nicht, wie sie sich verhalten sollten, stellten sich von der Gruppe weg und konnten keine soziale Bindung aufbauen. Einige von ihnen starben, weil sie aufhörten zu essen. Aus heutiger Sicht ist dies ethisch nicht vertretbar, aber die Studien zeigten auf eindrucksvolle Weise, dass emotionale Bindungen und Nähe für die Entwicklung und das Wohlbefinden von Tieren und Menschen entscheidend sind.

Vielleicht hast du gelernt, stark zu sein. Vielleicht hat dir niemand gezeigt, wie man mit Angst, Trauer oder Wut umgehen kann. Also hast du sie irgendwann einfach weggeschoben. »Reiß dich zusammen«, »Das bringt doch nichts, sich da reinzusteigern« – solche Sätze prägen uns oft tief. Und so entsteht eine Strategie, die viele von uns unbewusst anwenden: Emotionen unterdrücken, um zu funktionieren.

Doch die Wissenschaft zeigt heute deutlich, dass genau dieses Verdrängen einen hohen Preis hat. Studien aus der Psychologie und der Psychosomatik[14] belegen, dass unterdrückte Emotionen nicht einfach verschwinden. Sie bleiben im Körper, im Nervensystem, in den Muskeln, in der Atmung.

Merk dir

Gefühle, die keinen Ausdruck finden, suchen sich andere Wege.

Langfristig führt emotionale Unterdrückung oft zu körperlichen Symptomen: Verspannungen, Magen-Darm-Beschwerden, Kopfschmerzen, Schlafstörungen oder ein dauerhaft erhöhter Stresspegel sind typische Folgen. Das liegt daran, dass dein Körper in Alarmbereitschaft bleibt, wenn emotionale Prozesse nicht durchlebt oder verarbeitet werden.

Die Forschung spricht hier vom sogenannten *Emotionalen Stress-Overload*[15]. Es ist ein Zustand, in dem nicht nur äußere Belastungen, sondern auch die inneren, weggedrückten Gefühle dein System belasten. Dein Gehirn (vor allem das limbische System) registriert weiterhin, dass »etwas nicht stimmt«, auch wenn du es bewusst ignorierst. Dadurch bleibt dein sympathisches Nervensystem aktiv, und du fühlst dich dauerhaft angespannt, oft ohne zu wissen, warum.

Emotionale Unterdrückung kostet Energie, viel mehr Energie, als es braucht, einem Gefühl Raum zu geben und es in seinem natürlichen Verlauf abklingen zu lassen. Die Neurowissenschaft[16] zeigt sogar, dass Menschen, die regelmäßig ihre Emotionen unterdrücken, ein höheres Risiko für Erschöpfungszustände, Depressionen und psychosomatische Erkrankungen haben. Gleichzeitig sinkt die Fähigkeit zur echten Regeneration, weil der Körper nie wirklich in den Entspannungsmodus zurückfindet.

Das bedeutet nicht, dass du jedes Gefühl sofort ausleben musst. Aber es bedeutet, dass du lernen darfst, deine Emotionen wahrzunehmen, anzuerkennen und ihnen innerlich Raum zu geben, auch wenn sie unbequem sind. Denn paradoxerweise führt nicht das Fühlen zur Erschöpfung, sondern das ständige *Nicht-Fühlen.*

Sobald du beginnst, deine inneren Regungen nicht mehr als Bedrohung zu sehen, sondern als Teil deiner lebendigen Erfahrung, entlastest du dich selbst. Du gibst deinem System die Chance, Spannungen abzubauen, statt sie weiter zu speichern.

Mit dem Wissen um die Bedeutsamkeit unserer Gefühle und Emotionen stelle ich dir hier die zuvor erwähnten sieben Grundemotionen vor und gleichzeitig erhältst du erste Anhaltspunkte dafür, woran du diese Emotionen erkennen kannst. Diese Reflexionsfragen sind erste Schritte für eine solide Regulationsbasis.

Reflexionsfragen zu den Grundemotionen

- *Freude* ist ein positives Gefühl, das mit Glück und Zufriedenheit verbunden ist. Es entsteht oft durch angenehme Erfahrungen, Erfolge oder positive soziale Interaktionen. Körperlich zeigt sich Freude durch Lächeln, Lachen, funkelnde Augen und eine entspannte Körperhaltung. Chemisch gesehen, wird Freude durch die Ausschüttung von Hormonen wie zum Beispiel Dopamin und Serotonin unterstützt.
  Reflexionsfragen: Was löst in dir ein warmes, positives Gefühl der Leichtigkeit aus? Welche Aktivitäten lassen dich deine Zeit vergessen, weil du so glücklich und zufrieden bist? Wie fühlt es sich in deinem Körper an, wenn du an etwas Angenehmes denkst?

- *Wut* ist eine intensive emotionale Reaktion auf Frustration, Ungerechtigkeit, Bedrohung oder andere Grenzüberschreitungen, die mit unseren Werten und Einstellungen in Verbindung stehen. Sie kann sich als Ärger oder Zorn äußern und oft in Aggression resultieren. Diese Aggression kann nach außen oder nach innen gerichtet sein. Körperliche Anzeichen sind erhöhter Herzschlag,

gerötetes Gesicht, zusammengepresste Lippen und eine angespannte Körperhaltung. Adrenalin und Noradrenalin spielen bei der Entstehung von Wut eine wichtige Rolle.
Reflexionsfragen: Wann hast du das letzte Mal deinen Ärger explizit gespürt? Was sind typische körperliche Hinweise, dass du wütend bist? Wie äußerst du deine Wut normalerweise: still oder laut?

- *Trauer* ist eine Reaktion auf Verlust oder Enttäuschung und führt oft zu einem Gefühl von Schmerz, Leere oder Niedergeschlagenheit. Körperlich äußert sich Trauer häufig durch Weinen, eine gebeugte Körperhaltung und verlangsamte Bewegungen.
Reflexionsfragen: Wann hast du dich das letzte Mal so gefühlt, als wolltest du weinen oder dich zurückziehen? Was für ein körperliches Gefühl hast du, wenn du an etwas Trauriges denkst? Auf welche Art und Weise verarbeitest du Trauer normalerweise?

- *Ekel* ist eine emotionale Reaktion auf unangenehme, meist abstoßende Reize, wie etwa schlechtes Essen, Gerüche oder moralisch anstößiges Verhalten. Körperliche Anzeichen sind das Rümpfen der Nase, hochgezogene Augenbrauen und ein zusammengepresster Mund. Ekel kann eine Schutzfunktion haben, indem er uns vor schädlichen Substanzen oder Verhaltensweisen warnt.
Reflexionsfragen: Welche Gedanken oder Erfahrungen lösen in dir Abneigung oder Abscheu aus? Wie reagierst du körperlich auf solche Wahrnehmungen (zum Beispiel Übelkeit, Zittern)? Wie lässt du andere wissen, dass du von etwas angewidert bist?

- *Überraschung* tritt auf, wenn etwas Unerwartetes geschieht. Es ist eine kurzlebige Emotion, die oft in eine andere Emotion wie

Freude oder Angst übergeht. Körperlich zeigt sich Überraschung durch geweitete Augen, hochgezogene Augenbrauen und einen offenen Mund. Überraschung kann sowohl positiv als auch negativ sein und bereitet den Körper darauf vor, schnell zu reagieren.
Reflexionsfragen: Wie oft fühlst du dich von etwas ganz unerwartet überrascht? Was sind die ersten körperlichen Reaktionen, wenn du überrascht bist? Wie äußerst du normalerweise deine Überraschung?

- *Angst* ist eine Reaktion auf eine wahrgenommene Bedrohung oder Gefahr. Sie bereitet den Körper darauf vor, zu kämpfen oder zu flüchten. (Mehr zum Thema Fight-Flight-Modus im Kapitel über emotionale Erschöpfung und ihre körperlichen Reaktionen und Auswirkungen.) Körperliche Anzeichen sind ein erhöhter Herzschlag, Schwitzen, Zittern und ein trockener Mund. Adrenalin und Cortisol spielen bei der Entstehung von Angst eine zentrale Rolle. Angst kann sowohl kurzfristig als auch chronisch auftreten.
  Reflexionsfragen: Welche Situationen lösen bei dir starkes Unbehagen oder sogar Furcht aus? Was für Körpersensationen bemerkst du, wenn du Angst hast? Wie bewältigst du solche Gefühle und wie reagierst du auf deine Ängste?

- *Verachtung* erzeugt ein Gefühl der Überlegenheit und Abwertung gegenüber anderen Personen oder Handlungen. Sie kann sich aus moralischen oder sozialen Urteilen entwickeln. Körperlich zeigt sich Verachtung durch ein schiefes Lächeln, das Heben der Oberlippe und einem abgewandten Blick, oft auch durch das Rollen der Augen. Verachtung kann zwischenmenschliche Beziehungen stark belasten.

Reflexionsfragen: Welche Personen oder Situationen lösen ein Gefühl des Überlegen-Seins oder der Geringschätzung in dir aus? Auf welche körperliche Art und Weise zeigst du selbst dieses Gefühl? Wie gehst du mit Situationen um, in denen du Verachtung empfindest?

Nutze diese Reflexionsfragen und schreibe dir deine Antworten auf. Sie werden dir helfen, dich ein wenig besser kennenzulernen und zu verstehen. Sie bereiten dich auch auf die nachfolgenden Übungen, insbesondere die Emotionsregulation, vor.

Emotionen haben ihre Daseinsberechtigung, aber nicht immer recht

Im Laufe des Buches haben wir bereits ausführlich darüber gesprochen, wie wichtig es ist, Emotionen wahrzunehmen und sie zu verstehen. Unsere Gefühle liefern uns entscheidende Informationen über unsere Bedürfnisse, Grenzen und sozialen Beziehungen. Dennoch gilt es zu bemerken, dass unsere Gefühle nicht immer absolute Wahrheiten sprechen. Denn so wertvoll Gefühle auch sind, sie können uns gelegentlich täuschen oder zu verzerrten Interpretationen der Realität führen.

In der klinischen Psychologie gibt es ein Modell, dass den Zusammenhang zwischen Gedanken, Gefühlen und Verhalten gut erklärt. Es handelt sich um die kognitive Verhaltenstherapie[17]. Darin geht es darum, sich über seine Gedanken und Denkstrukturen klar zu werden. Es sind häufig nicht nur Situationen und Ereignisse an sich, die uns belasten, sondern die Bedeutung, die wir ihnen geben. Wie bereits weiter oben erwähnt sind in unserer Gedankenwelt auch viele verzerrte Überzeugungen versteckt und deren Bewertung erzeugt häufig unangenehme Gefühle. Ein Glaubenssystem entsteht.

In der kognitiven Verhaltenstherapie kann man durch die Methode der kognitiven Umstrukturierung solche Überzeugungen erkennen und verändern. Gezielt werden solche Gedanken durch realistischere und positive Gedanken ersetzt. Dies erfordert Übung und bringt mit der Zeit die nötige Veränderung, derer es bedarf, um mehr Lebensqualität zu erfahren.

Paula wurde in ihrer Kindheit ständig von ihren Eltern mit anderen Kindern verglichen. Immer wieder hörte sie, wie großartig die Nachbarstochter Lara sei und warum sie nicht ein bisschen mehr wie sie sein könne. Selbst wenn Paula gute Noten nach Hause brachte, folgte stets die Frage, welche Noten denn die anderen Kinder erhalten hätten. Unbewusst verankerte sich dadurch in ihr der schmerzhafte Glaubenssatz, niemals zu genügen.

So wuchs Paula zu einer Frau heran, die kontinuierlich überdurchschnittliche Leistungen erbrachte, oft weit über ihre eigenen Grenzen hinaus. Doch obwohl sie von außen betrachtet allen Grund zu Freude und Zufriedenheit hätte, bleibt diese Freude aus. Stattdessen fühlt sie sich deprimiert und innerlich leer, da tief in ihr der alte Glaubenssatz »Ich genüge einfach nicht« lauert und ihre Sicht auf sich selbst und ihre Erfolge verzerrt.

Selbst positives Feedback und Anerkennung für ihr großes Engagement erreichen sie nicht wirklich. Sie kann diese Erfolge zwar rein logisch wahrnehmen, aber sie fühlt sie nie tief genug, um daraus Zufriedenheit oder gar Stolz zu schöpfen. Alte, schmerzhafte Gefühle aus ihrer Kindheit überschatten ihre Wahrnehmung und verhindern, dass sie ihre aktuelle Situation realistisch betrachten und genießen kann.

So lebt Paula in einem Kreislauf aus Unsicherheit, Angst und ständiger Selbstkritik, der sie immer weiter antreibt, noch besser und perfekter zu werden. Es ist eine Art Sucht nach Anerkennung, die sie rastlos bleiben lässt und ihr kaum Momente der Ruhe erlaubt. Äußerlich ist sie hochfunktional und leistungsstark, doch innerlich bezahlt sie dafür mit ihrer Gesundheit, ihrer Lebensfreude und ihrer wertvollen Energie.

Paulas Geschichte macht deutlich, wie tief verankerte Überzeugungen unsere Wahrnehmung verzerren und damit schädliche Verhaltensmuster heraufbeschwören. Der innere Satz »Ich genüge nicht« treibt sie zu immer neuen Höchstleistungen, doch das Erreichte kann sie weder anerkennen noch spüren. Am Ende kehren stets dieselben alten Gefühle von Minderwertigkeit und Unsicherheit zurück.

Solche Glaubenssätze wirken direkt auf unsere emotionale Ebene: In ihnen ist die Erinnerung an vergangene Erfahrungen als »emotionaler Speicher« abgelegt. Deshalb funktionieren sie wie sich selbst erfüllende Prophezeiungen. Ihre besondere Kraft liegt darin, dass sie ein in sich geschlossenes System bilden, das sich unablässig selbst nährt. Ein äußerer Reiz, ein kritischer Blick, ein beiläufiges Kompliment, ein Vergleich stößt sofort eine kognitive Kaskade an. Durch den Filter des Glaubenssatzes wird alles zu eigenen Ungunsten ausgelegt (»Ich bin nicht gut genug«), das damalige Gefühl wird aktiviert, und dieses Gefühl wird wiederum zum Motor: Paula rackert sich noch mehr ab oder meidet Situationen, in denen das Scheitern droht. So dreht sich die Spirale weiter, bis der Glaubenssatz erkannt und die darunterliegenden Emotionen bearbeitet werden.

Unsere emotionale Wahrnehmung wird zudem stark durch unsere Sozialisation, frühkindliche Erfahrungen und die uns umgebende Kultur geprägt[18]. Die Muster, die wir in unserer Kindheit lernen, beeinflussen nachhaltig, wie wir später mit Gefühlen umgehen und welche Interpretationen wir Situationen geben. Wenn wir beispielsweise in einer Familie aufwachsen, in der Zuneigung an Leistung gekoppelt ist, kann das dazu führen, dass wir uns als Erwachsene permanent ungeliebt fühlen, sofern wir nicht kontinuierlich etwas leisten. Diese Emotion, das Gefühl mangelnder Wertschätzung oder Ablehnung, mag sich zwar real anfühlen, sie spiegelt aber nicht unbedingt die tatsächlichen Absichten unseres Umfeldes wider. Um dies klarer darzulegen, stelle ich einige Störungsbilder vor, bei denen Gefühle verzerrt wahrgenommen werden können. Der Fokus liegt also auf der Gefühlsebene und nicht auf der Störung selbst.

Menschen, die unter der *Borderline-Persönlichkeitsstörung*[19] leiden, kennen diese Problematik nur allzu gut. Aufgrund ihrer starken emotionalen »Unterregulation« fühlen sie oft intensive Emotionen wie Wut, Verlassensängste oder tiefe Verzweiflung. Ihre Gefühle scheinen übermächtig und führen zu impulsiven Handlungen, Konflikten und sozialem Rückzug. Dabei sind diese intensiven Emotionen oft nicht proportional zu den tatsächlichen Ereignissen oder Absichten anderer Menschen, sondern entstehen aus tief sitzenden existenziellen Ängsten und vergangenen Verletzungen. Ein freundliches Wort wird schnell als Manipulation, ein missverständlicher Blick als Ablehnung interpretiert. Die Gefühle sind real und haben ihre Berechtigung, doch ihre Intensität und Interpretation stimmen nicht mit der tatsächlichen Situation überein.

Ähnliches zeigt sich bei Menschen mit *Angststörungen*. Ein Mensch mit sozialer Phobie empfindet vielleicht Panik und tiefe Scham, wenn er in der Gruppe sprechen muss. Das Herz rast, der Körper reagiert alarmiert, die Angst fühlt sich absolut begründet an. Die Emotion signalisiert Gefahr, obwohl objektiv betrachtet keine reale Bedrohung besteht. Hier führt die emotionale Unterregulation dazu, dass die Gefühle dominieren und die Situation völlig verzerren.

Im Gegensatz dazu stehen Menschen, die an *Depressionen* leiden. Sie zeigen oft eine Tendenz zur emotionalen Überregulation, das bedeutet, dass sie sehr oft und viel zu lange ihre Gefühle unterdrückt haben. Nicht wenige depressive Menschen fühlen sich deshalb von sich selbst entfremdet. Die emotionale Welt wirkt grau, leer und bedeutungslos. Die Interpretation der Realität ist verzerrt, da positive Ereignisse oft ignoriert und negative verstärkt wahrgenommen werden. So entsteht ein Teufelskreislauf, der Betroffene in ihrer Depression gefangen hält.

Hinweis: Alle psychischen Erkrankungen erfordern eine ärztliche Abklärung und psychotherapeutische Behandlung.

All diese Beispiele zeigen uns: Gefühle haben immer ihre Daseinsberechtigung, denn sie sind Botschafter unserer inneren Welt. Doch Gefühle sind nicht immer objektive Wahrheiten. Um emotionaler Erschöpfung vorzubeugen und ein erfülltes Leben führen zu können, dürfen wir lernen, unsere Interpretationen, insbesondere bei Glaubenssätzen, kritisch zu hinterfragen und ihre Entstehungsgeschichte zu verstehen. Die Balance zwischen Anerkennung der Emotion und ihrer bewussten Steuerung ist entscheidend.

Stimmung: Wie sie entsteht und was sie beeinflusst

Während Gefühle meist direkte Reaktionen auf spezifische Ereignisse sind, beschreibt die Stimmung einen länger anhaltenden emotionalen Zustand, der oft subtiler und weniger klar abgegrenzt ist. Schauen wir uns das genauer an, da es nicht unerheblich ist, das eine vom anderen zu unterscheiden.

Die Stimmung ist etwas anders als Gefühle. Sie bezieht sich auf einen allgemeinen emotionalen Zustand, der zwar Gefühle enthält, aber mehr im Hintergrund, und als eine Gefühlslage wahrnehmbar ist. Stimmung ist über einen längeren Zeitraum vorherrschend und damit nicht kurzfristiger Natur. Sie ist zudem anders als Gefühle nicht situationsabhängig, also unspezifisch. Sie kann schwanken, wird jedoch als Hintergrundzustand betrachtet, der das Verhalten und die Wahrnehmung beeinflusst. Sie kann mehrere Stunden, Tage oder sogar Wochen andauern. Wir unterscheiden normalerweise zwischen guter, schlechter und neutraler Stimmung und das ist vollkommen in Ordnung, denn hier geht es um das Erfühlen eines undefinierten Zustandes. Nehmen wir als Beispiel ein Thermometer: Wir würden hier nur schauen, ob es sich in einem kalten, neutralen oder warmen Bereich befindet. Spezifischer wäre die Gradzahl – vergleichbar mit dem vorherrschenden Gefühl. Man könnte fragen: Wie ist deine Stimmung? Antwort: gut. Und manchmal reicht das aus, wenn wir nicht weiter darauf eingehen wollen. Als Therapeutin interessieren mich selbstverständlich die zugrunde liegenden Gefühle meiner Klient*innen, daher wäre das Schauen nach der »Gradzahl« für mich unverzichtbar. Welche Gefühle sind da? Antwort: »Zufriedenheit, Freude, Gelassenheit.«

Stimmungen sind dynamisch und können sich durch eine Vielzahl von Faktoren verändern. Das Verständnis dieser Einflüsse kann uns helfen, unsere Stimmung zu regulieren, und angenehmere emotionale Zustände fördern. Du kannst also die Stimmung als ein Resultat aus verschiedenen Aspekten sehen, die immer wieder auftreten, Gefühle auslösen und dich heiß, kalt oder unberührt lassen. Je nachdem, wie gut wir Gefühle benennen und Emotionen regulieren können, bleibt die Stimmung als Hinweisschild für unsere ganz persönliche Hintergrundmusik. Sie spielt so lange, bis wir uns mit den dahinterliegenden Gefühlen auseinandersetzen, insbesondere, wenn sie unangenehmer Art sind.

Eine Stimmung wiederzugeben, fällt vielen Menschen leichter, als Gefühle auszudrücken, da sie weniger komplex ist. Ohne in die Tiefe gehen zu müssen, können die meisten sagen, ob sie »gut« oder »schlecht« gelaunt sind. Da Stimmung konsistenter ist, also nicht nur kurz aufflackert, ist sie häufig schnell zu identifizieren. Die soziale Komponente spielt hier aber auch mit hinein, denn es wird eher akzeptiert, über seine allgemeine Stimmung zu sprechen als über tiefe Gefühle. Man muss nicht in verletzliche Details gehen und damit fühlen sich die meisten Menschen wohler. Der Nachteil dabei ist, dass keiner so richtig greifen kann, was wirklich in einem Menschen vorgeht. Man bleibt mit seinen Gefühlen allein zurück. Stimmung ist vage. Eine andere Sache ist es, wenn Menschen Schwierigkeiten haben, ihre Gefühle zu identifizieren. Da Gefühle oft mehrere Emotionen gleichzeitig umfassen können, sind sie für viele herausfordernd. Sie flüchten sich dann schnell in eine Wiedergabe der allgemeinen emotionalen Stimmung. Das kann auch in Ordnung sein, denn nicht immer sind wir bereit, uns zu offenbaren, aber zielführend ist bei emotionalen Erschöpfungszuständen etwas anderes: Es ist die Konzentration auf die Gefühlsebene, und das ist nicht gleichbedeutend mit emotionalen Ausbrüchen. Hier geht es um die gesunde Regulation der Gefühle.

Paula kommt nach einem langen Arbeitstag nach Hause. Wenn jemand sie fragt, wie sie sich fühlt, antwortet sie, dass sie »erschöpft« ist. Das beschreibt ihre allgemeine Stimmung, die sich über den Tag hinweg aufgebaut hat. Wenn sie jedoch genauer darüber nachdenkt, stellt sie fest, dass sie spezifische Gefühle wie Frustration über ein misslungenes Projekt, Freude über die Unterstützung eines Kollegen und Sorge wegen eines bevorstehenden Meetings empfindet.

Diese differenzierten Gefühle sind schwieriger zu artikulieren und erfordern mehr Selbstreflexion, bringen Paula aber in ihrem Selbstverständnis und ihrer Selbstakzeptanz weiter.

Emotionale Erschöpfung kann eine Vielzahl negativer emotionaler Zustände hervorrufen, wie wir aus den vorangegangenen Kapiteln wissen. Es handelt sich um anhaltende Gefühle der Verstimmung, die bis zur Leere führen können. Zudem werden sie begleitet von Reizbarkeit und Wut, die bereits durch kleine Auslöser entstehen; Ängste und Sorgen sind überrepräsentiert, sodass es kaum zu Entspannung und Ruhe kommen kann. Und das Gefühl der Überforderung sorgt dafür, dass alltägliche Aufgaben unüberwindbar erscheinen. Diese Zustände und Gefühle halten die allgemeine Stimmung auf einem Tief und fast scheint es, als ob sich Stimmung und Emotionen gegenseitig verstärken. Denn die Aussage »Ich habe schlechte Laune« führt nicht zu positiven Gedanken, sondern verstärkt die angestaute Negativität in uns. Bleiben wir bei dem vagen Stimmungsbarometer, dann bekommen unsere Emotionen und Gefühle keinen Platz oder Ausdruck. Sie bleiben verborgen und wirken weiter. *Die bloße Nichtbeachtung lässt keine Gefühle verschwinden!* Wir stauen praktisch immer weiter und werden wortwörtlich rastlos, weil der innere Druck steigt. Gedanken, Gefühle, Stimmung bilden eine Front, die, wenn sie negativ aufgeladen ist, ziemlich explosiv werden kann.

Wir können uns mit Aufgaben im Alltag ablenken, dem Sport nachgehen oder noch mehr arbeiten, und kurzfristig bringen diese Aktivitäten eine gewisse Entlastung, aber keinen echten inneren Frieden. Man müsste sich im Grunde »entladen« und »umpolen«.

Reflexionsfragen zu Stimmungen

Folgende Fragen können dir bei der Selbstreflexion und dem besseren Verständnis deiner Stimmung und deiner Gefühle helfen:

- Welche Ereignisse haben heute deine Stimmung beeinflusst?
- Kannst du ein konkretes Gefühl benennen, das du in einem bestimmten Moment gespürt hast?
- Welche körperlichen Empfindungen hattest du, die auf ein bestimmtes Gefühl hinweisen könnten?
- Hat sich deine Stimmung im Laufe des Tages verändert? Wenn ja, wie und was hat dazu beigetragen?

Homöostase und was sie mit unserem emotionalen Gleichgewicht zu tun hat

Homöostase ist der Prozess, durch den unser Körper ein stabiles inneres Gleichgewicht aufrechterhält. Das macht er trotz wechselnder äußerer Bedingungen. Ein anschauliches Beispiel dafür ist die Regulierung der Körpertemperatur. Wenn die Außentemperatur stark ansteigt, dann reagiert der Körper mit der Schweißproduktion, um die Haut zu kühlen und die innere Temperatur konstant zu halten. Ebenso verhält es sich bei der Aufrechterhaltung des Blutzuckerspiegels: Nach einer Mahlzeit steigt der Blutzucker an, woraufhin der Körper Insulin ausschüttet, um den Zucker in die Zellen zu transportieren und den Blutzucker zu senken.

Dieser Mechanismus – Homöostase – ist wie ein ausgeklügelter Thermostat, der ständig arbeitet, um ein ideales Niveau der verschiedenen Parameter zu gewährleisten. Er ermöglicht dem Körper, trotz äußerer Schwankungen ein stabiles und gesundes inneres Milieu aufrechtzuerhalten.

Was hat das mit Emotionen zu tun? Ähnlich wie der Körper physische Homöostase zur Erhaltung der inneren Balance aktiviert, strebt unsere Psyche nach emotionaler Homöostase, also einem stabilen und ausgeglichenen emotionalen Zustand. Stell dir dein inneres Gleichgewicht wie einen See bei ruhigem Wetter vor. Plötzliche emotionale Ereignisse, wie Stress oder Freude, können die Oberfläche des Sees stören und Wellen erzeugen. Um diese Wellen zu glätten und das Gleichgewicht wiederherzustellen, nutzen wir verschiedene Mechanismen der Emotionsregulation. Wenn wir uns beispielsweise gestresst fühlen, können wir durch Atemübungen oder Meditation innere Ruhe finden oder aber die Situation verlassen und so die emotionalen Wellen glätten.

Der Zusammenhang zwischen physischer und emotionaler Homöostase liegt in der gemeinsamen Fähigkeit, auf Veränderungen zu reagieren und ein inneres Gleichgewicht zu bewahren. Beide Prozesse sind darauf ausgelegt, Stabilität zu fördern, indem sie auf äußere und innere Veränderungen reagieren und Anpassungen vornehmen.

Indem wir also die Prinzipien der Homöostase auf unsere Emotionen anwenden, können wir emotionale Stabilität erreichen und unser allgemeines Wohlbefinden fördern. Durch bewusste Selbstbeobachtung, Akzeptanz und Anpassung können wir sowohl körperliche als auch emotionale Homöostase erreichen.

Emotionsregulation lernen

Die Fähigkeit, über Gefühle zu reflektieren und sie zu benennen, ist eine wichtige Kompetenz für die emotionale Gesundheit und das Selbstbewusstsein. Die zentrale Bedeutung unserer Emotionen in unserem Leben und ihr Zusammenhang mit unseren Gefühlen und Gedanken zeigt, wie wichtig es ist, damit einen guten Umgang zu schaffen. Die Folgen können bei Vernachlässigung, wie wir bereits an einigen Stellen hier im Buch gesehen haben, fatal sein und in der Regel dauert Regeneration länger als Prävention.

Paula hat wieder eine schwere Woche. Jedes Mal, wenn sie glaubt, dass es besser wird, kommt es schlimmer. Der Druck bei der Arbeit, familiäre Verpflichtungen, Beziehungskonflikte und der alltägliche Stress führen dazu, dass sie sich emotional ausgelaugt fühlt. Sie weiß einfach nicht mehr weiter. Sie dreht sich im Kreis.

In solchen Zeiten ist es besonders wichtig, auf die eigenen Emotionen zu achten und sie bewusst zu regulieren.

Doch was bedeutet *Emotionsregulation* und wie kann man sie praktisch umsetzen? Emotionsregulation[20] bezeichnet die Fähigkeit, unsere Emotionen zu erkennen, zu verstehen, zu akzeptieren und gegebenenfalls zu verändern. Dies kann uns helfen, in stressigen Situationen ruhig und gelassen zu bleiben und negative emotionale Zustände zu bewältigen. Der Prozess der Emotionsregulation kann in verschiedene Schritte unterteilt werden.

Ich stelle dir hier zunächst eine Langversion vor, die vor allem langfristig ausgelegt ist und verschiedene Aspekte beinhaltet. Anschließend entwerfe ich eine praktische kurze Lösung, die für die unmittelbare Umsetzung gedacht ist, ohne dass du dir Details merken und üben musst. Sie ist für den ersten Einstieg gedacht. Ich plädiere aber immer dafür, Dinge, die unsere Gesundheit fördern, im Detail kennenzulernen und sich langfristig auszurichten.

Deine 7-Schritte-Anleitung zur Emotionsregulation

In dieser Anleitung erfährst du, wie du deine Emotionen regulieren kannst. Die folgenden Schritte bieten praktische Übungen und Techniken, die dir helfen, emotionale Balance zu finden und dadurch ein ruhigeres und erfüllteres Leben. Jeder von uns kennt hektische und stressige Phasen, die überfordern, ähnlich wie unsere Hauptfigur Paula. Egal ob du dich gestresst, ängstlich oder überwältigt fühlst: Diese Anleitung unterstützt dich dabei, deine Emotionen bewusst wahrzunehmen, zu benennen, anzunehmen und konstruktiv zu nutzen.

Finde einen ungestörten Ort, an dem du dich voll und ganz auf die Übungen konzentrieren kannst. Lies die Anleitung in deinem eigenen Tempo und erlaube dir, die Informationen in Ruhe aufzunehmen und zu verarbeiten. Markiere wichtige Punkte oder Absätze, die dir besonders hilfreich erscheinen. Du kannst auch Notizen oder Kommentare an den Rand schreiben. Wenn du die Anleitung Abschnitt für Abschnitt liest, dann kannst du die Informationen besser verarbeiten und verinnerlichen. Nimm dir nach den Abschnitten einen Moment Zeit, um darüber nachzudenken, wie du die beschriebenen Schritte in deinem eigenen Leben anwenden kannst. Erlaube dir, mit den verschiedenen Techniken zu experimentieren und herauszufinden, welche für dich am besten funktionieren. Viel Freude!

Hinweis: Für unsere gemeinsame Arbeit – verstehen, spüren, anders handeln – ist die Trennung von Emotion und Gefühl selten entscheidend.

Wichtig ist mir, dass du dich im Text wiederfindest und nicht an Definitionen hängen bleibst. Wenn es für ein Thema nötig ist, differenziere ich bewusst (zum Beispiel »Körperreaktion« versus »Gedanke oder Bewertung«). Ansonsten darfst du »Emotion« und »Gefühl« hier als zwei Worte für dieselbe innere Erfahrung lesen.

Schritt 1: Selbstwahrnehmung entwickeln

Selbstwahrnehmung bedeutet, sich seiner eigenen Gedanken, Gefühle und körperlichen Empfindungen bewusst zu werden. Je besser du deine Emotionen verstehst, desto effektiver kannst du auf sie reagieren. Dazu gehört Folgendes:

- **Regelmäßige Reflexion:** Plane täglich eine bestimmte Zeit ein, um bewusst in dich hineinzuhorchen. Das kann morgens nach dem Aufwachen oder abends vor dem Schlafengehen sein.
- **Gefühlstagebuch führen:** Notiere deine Gefühle und deren Intensität in einem Tagebuch. Dies hilft dir, Muster und wiederkehrende Emotionen zu erkennen. Du könntest beispielsweise schreiben: »Heute fühle ich mich gestresst wegen der bevorstehenden Deadline.«

- **Emotion benennen:** Sobald du eine Emotion wahrnimmst, benenne sie klar. Sag dir selbst: »Da ist Wut«, »Ich fühle Trauer« oder »Ich spüre Angst«. Diese Art der Benennung hilft dir, eine Distanz zu schaffen und die Emotion »von außen« zu betrachten. Die Wortwahl ist bewusst so gewählt. Aussagen wie »Ich bin traurig« und »Ich bin ängstlich« können suggerieren, dass die Emotionen mit der gesamten Identität zusammenhängen oder ein Charakterzug wären (»Du bist zu emotional«). Das erschwert die Verarbeitung. Die Distanz ist notwendig, um erstens eine andere Perspektive einnehmen zu können und zweitens, um die Bedrohlichkeit zu nehmen, indem ein Zustand nicht mit der eigenen Persönlichkeit in Verbindung gebracht wird. Also: Es ist eine Emotion da, die nicht dein gesamtes Dasein abbildet, wohl aber eine wichtige Funktion darstellt, die darauf hinweist, einen gesunden Zustand wiederherzustellen (Homoöstase!).

Praxisbeispiel: Beginne den Tag mit ein paar Minuten Stille. Setze oder lege dich bequem hin, atme tief ein und konzentriere dich auf deine Innenwelt. Frag dich: »Wie fühle ich mich gerade?« Halte ein kleines Notizbuch bereit und notiere deine Emotionen. Dies hilft dir, dich ein wenig besser zu verstehen und deine Selbstwahrnehmung zu schärfen.

Schritt 2: Akzeptanz üben

Anstatt gegen unangenehme Emotionen anzukämpfen, kannst du wählen, sie anzunehmen und als Teil deines menschlichen Erlebens zu akzeptieren. Akzeptanz wird dir helfen, den emotionalen Druck zu reduzieren. Dabei hilft Folgendes:

- **Emotionen anerkennen:** Akzeptiere, dass alle Emotionen, ob positiv oder negativ, ihre Daseinsberechtigung haben. Sie sind ein natürlicher Teil des menschlichen Erlebens.
- **Selbstmitgefühl entwickeln:** Begegne dir selbst mit Freundlichkeit und Verständnis. Sprich innerlich zu dir wie zu einem guten Freund oder einer guten Freundin: »Es ist in Ordnung, dass du dich so fühlst.«

- **Atemübungen:** Wenn du bemerkst, dass du ein Gefühl ablehnst, nimm ein paar tiefe Atemzüge und sage dir: »Ich akzeptiere dieses Gefühl.« Atme dabei in deinen Bauch. Was oft hilft, ist, wenn du eine Hand auf deinen Bauch legst und darauf achtest, dass sich die Bauchdecke beim Einatmen anhebt und beim Ausatmen senkt.

Praxisbeispiel: Praktiziere täglich Selbstmitgefühl. Wenn du ein starkes Gefühl wahrnimmst, sage dir selbst: »Es ist okay, dass ich mich so fühle. Alle Gefühle sind valide.« Nimm dir mehrmals täglich kurze Atempausen, um innezuhalten und deine Emotionen zu akzeptieren. Atme tief ein, halte kurz inne und atme aus. Falls du eine Smartwatch besitzt, die Atempausen unterstützt, dann aktiviere die App. Es ist eine gute gedankliche Stütze und Erinnerung.

Schritt 3: Auslöser erkennen

Auslöser sind Ereignisse, Personen oder Gedanken, die bestimmte Emotionen hervorrufen. Wenn du diese Auslöser (Trigger) erkennst, kannst du besser verstehen, warum du fühlst, was du fühlst, und gezielt Strategien entwickeln, um damit umzugehen. Die Erkenntnis verschafft bereits eine gute Portion Kontrolle, der zielgerichtete Umgang eine umfängliche.

- **Selbstbeobachtung:** Beobachte, wann und unter welchen Umständen bestimmte Emotionen auftreten. Welche Ereignisse, Personen oder Gedanken führen zu diesen Emotionen?
- **Trigger-Analyse:** Schreibe auf, was in deinem Umfeld passiert, wenn eine starke Emotion auftritt. Zum Beispiel: »Ich fühle mich ängstlich, wenn ich eine Präsentation halten muss.«
- **Gedankenmuster:** Achte auf wiederkehrende Gedanken, die emotionale Reaktionen auslösen. Hinterfrage diese Gedanken: Sind sie realistisch und hilfreich? Was könntest du stattdessen denken?

Praxisbeispiel: Achte im Alltag bewusst auf Momente, in denen starke Emotionen auftreten. Notiere in deinem Gefühlstagebuch, welche Ereignisse oder Gedanken diese Emotionen ausgelöst haben. Nach einem emotional aufwühlenden Gespräch reflektiere, was gesagt wurde und welche Emotionen es bei dir ausgelöst hat. Dies hilft dir, Auslöser zu erkennen.

Schritt 4: Atemtechnik anwenden

Atemtechniken sind spezifische Methoden, um deinen Atem bewusst zu steuern. Sie dienen dazu, das Nervensystem zu beruhigen, und helfen, körperliche und emotionale Spannungen abzubauen.

- **Tiefe Bauchatmung:** Atme tief in den Bauch ein, sodass sich deine Bauchdecke hebt. Nimm deine Hand zu Hilfe und lege sie auf deinen Bauch. So kannst du die Bewegung spüren. Halte den Atem für ein paar Sekunden an und atme dann langsam durch den Mund aus. Diese Technik beruhigt.
- **4-7-8-Methode:** Atme vier Sekunden lang ein, halte den Atem für sieben Sekunden und atme acht Sekunden lang aus. Wiederhole dies mehrere Male, um dich zu entspannen.

Praxisbeispiel: Setz dich morgens oder abends hin und mach drei Runden Bauchatmung oder 4-7-8. Du startest (oder beendest) den Tag entspannter.

Schritt 5: Emotionen ausdrücken

Das Verbalisieren von Emotionen hilft uns, innere Spannungen abzubauen, Klarheit zu gewinnen und Beziehungen zu vertiefen. Wenn wir unsere Emotionen unterdrücken oder ignorieren, können sie sich in körperlichen und psychischen Beschwerden manifestieren. Das Ziel ist, einen gesunden Weg zu finden, um unsere Gefühle auszudrücken und zu kanalisieren. Folgende Techniken kannst du anwenden:

- **Verbale Kommunikation:** Der erste Schritt, um Emotionen auszudrücken, ist das offene Gespräch mit einer vertrauten Person. Du könntest dich an einen Freund oder ein Familienmitglied wenden und sagen: »Ich fühle mich gerade überwältigt und möchte darüber sprechen.« Lerne dabei, Ich-Botschaften zu formulieren. Sprich also aus deiner Sicht. Dies vermeidet Schuldzuweisungen und fördert ein konstruktives Gespräch.

- **Schriftlicher Ausdruck:** Das Schreiben kann eine kraftvolle Methode sein, um Emotionen zu verarbeiten. So wie oben bereits festgehalten, kann ein Tagebuch, in dem du deine Gedanken und Gefühle festhältst, dir Klarheit bringen (nicht jede Methode greift für jeden gleich gut).
- **Briefe schreiben:** Manchmal kann es hilfreich sein, einen Brief an sich selbst oder an eine Person zu schreiben, an die man seine Gefühle richtet, so wie Paulas Brief am Ende dieses Buches. Diese Briefe müssen nicht verschickt werden, sondern dienen als Ventil für den emotionalen Ausdruck.
- **Kreative Aktivitäten:** Malen, Zeichnen und Basteln sind Formen des kreativen Ausdrucks. Kunst ermöglicht es, Gefühle in Farben und Formen zu übersetzen. Auch Musik kann eine starke emotionale Wirkung haben. Du könntest lernen, ein Instrument zu spielen, zu singen oder zu tanzen, um deine Gefühle auszudrücken. Es kommt auf die Präferenz an.

Praxisbeispiel: Nimm dir regelmäßig – das kann einmal pro Woche sein – Zeit für kreative Aktivitäten, die dir Freude bereiten, wie beispielsweise Malen, Basteln, Bauen, Musizieren, Schreiben oder Tanzen.

Schritt 6: Selbstfürsorge praktizieren

Selbstfürsorge umfasst alle Aktivitäten, die dazu beitragen, das körperliche, emotionale und geistige Wohlbefinden zu fördern. Grundlagen sind beispielsweise ausreichend Schlaf, gesunde Ernährung und regelmäßige Bewegung. Dabei können folgende Techniken helfen:

- **Gesunde Routinen:** Plane dir Zeiten ein, in denen du dich gezielt um deine Ernährung, deinen Geist und um deinen Körper kümmerst. Das schließt eine ausgewogene Ernährung mit viel Obst, Gemüse, Vollkornprodukten und gesunden Fetten ein. Eine solche Ernährung kann das Energieniveau und die Stimmung verbessern. Versuche ausreichend zu trinken. Finde eine Form der körperlichen Aktivität, die dir Spaß macht, sei es Joggen, Radfahren, Schwimmen oder Tanzen. Regelmäßige Bewegung hilft nicht nur, körperliche Fitness zu erhalten, sondern auch Stress abzubauen und Glückshormone freizusetzen. Integriere auch Alltagsbewegung in deinen Tagesablauf, zum Beispiel durch Spaziergänge, Treppensteigen oder leichte Dehnübungen.

- **Geist beruhigen:** Yoga, Meditation oder bestimmte Entspannungstechniken, wie progressive Muskelentspannung, helfen den Geist zu beruhigen. Yoga kombiniert körperliche Bewegung, Atemübung und Meditation und entspannt neben dem Geist auch den Körper. Meditation selbst erfordert ein wenig mehr Übung, sorgt aber auf der mentalen Ebene für mehr Bewusstheit und das wiederum schärft unseren Verstand und die Sinne. Für eine effektive Regulation unserer emotionalen Reaktionen ist das Gold wert.
- **Zeit für dich:** Sorge dafür, dass neben all den Verpflichtungen und Aufgaben deine eigene Person nicht untergeht. Du verdienst eine Pause! In dieser Pause geht es nur um dein Wohlergehen und all die Dinge, die es fördern. Freude ist hier oberstes Gebot. Selbstverständlich stellt sich diese nicht immer unmittelbar ein, aber darum geht es nicht. Es geht darum, dass du Dinge einrichtest, die Freude erzeugen können und guttun. Es ist ein Akt der Selbstliebe, für sich zu sorgen und Erholung zu suchen. Du wirst sehen, dass es an einigen Tagen besser gelingt als an anderen. Das ist okay.

Praxisbeispiel: Richte dir ein tägliches Mini-Ritual ein, zum Beispiel zehn Minuten Stretching oder eine Tasse Tee in Stille.

Schritt 7: Unterstützung suchen

Ein starkes soziales Netzwerk bietet emotionale Unterstützung und kann in schwierigen Zeiten entlastend wirken. Zu wissen, dass es Freunde, Familie und andere Menschen gibt, die für einen da sind, ist eine unglaublich wichtige Ressource. Das bedeutet aber auch, diese Unterstützung anzunehmen und um Hilfe zu bitten, wenn es emotional eng wird. Zögere nicht, professionelle Hilfe in Anspruch zu nehmen, wenn du das Gefühl hast, dass du allein oder mit Gesprächen innerhalb des eigenen Zirkels nicht weiterkommst.

Praxisbeispiel: Verabrede dich regelmäßig mit deinen Freunden oder Familienmitgliedern, um offen über Gedanken und Gefühle zu sprechen (sonst bleibt es sehr oberflächlich, was manchmal zusätzlich belasten kann). Es geht in diesem Kontext ja speziell um die bestmöglichen Wege zur Regulation der eigenen Emotionen. Manchmal reichen Freunde oder Familienmitglieder nicht aus und eine professionelle Unterstützung wird notwendig. Scheue dich nicht davor und aktiviere solche Ressourcen, wenn du das Gefühl hast, nicht weiterzukommen.

Dies ist viel Stoff, doch kein Meister fällt vom Himmel. Fang klein an, zieh die ersten zwei oder drei Schritte konsequent durch und erweitere dann. Jede noch so kleine Veränderung durchbricht den alten Kreislauf und führt dich Schritt für Schritt in ein selbstbestimmtes, emotional ausgeglichenes Leben.

Starte jetzt – dein zukünftiges Ich wird es dir danken.

DEIN EMOTIONSREGULATIONS-WOCHENPLAN

Der Plan ist kein starres Regelwerk, sondern eine praktische Übersetzung der sieben Schritte in deinen Alltag. Er soll dir:

- Struktur geben: jeden Tag ein klarer, überschaubarer Fokus, damit du nichts vergisst und dich nicht verzettelst.
- Flexibilität erlauben: Du passt Dauer, Reihenfolge und Intensität an deine aktuelle Lebenssituation an.
- Verbindlichkeit schaffen: weil Veränderung Zeit braucht und kleine tägliche Impulse nachhaltiger wirken als seltene »Großaktionen«.

Merk dir

Selbst an vollen oder herausfordernden Tagen gilt das Motto »klein ist besser als gar nicht«. Schon drei bewusste Atemzüge oder ein Satz im Gefühlstagebuch erhalten den Prozess am Laufen.

Am Ende jeder Woche nimmst du dir zehn Minuten Zeit, um das Protokoll durchzusehen: Was hat gut funktioniert? Wo brauchst du Anpassungen? Dann justierst du den Plan für die nächste Woche. So wächst mit der Zeit ein individueller Wegweiser, der nicht nur akute Belastungen abfedert, sondern deine emotionale Widerstandskraft langfristig stärkt.

MONTAG – SELBSTWAHRNEHMUNG ENTWICKELN

1. Morgens: ....
Gefühle wahrnehmen: ....
Wie fühle ich mich heute Morgen? ....
Notizen: ....
....

2. Abends: ....
Gefühlstagebuch führen: ....
Was habe ich heute gefühlt? ....
Notizen: ....
....

DIENSTAG – AKZEPTANZ ÜBEN

1. Morgens: ....
Gefühle benennen und akzeptieren: ....
Welche Emotionen habe ich heute Morgen? ....
....
Wie kann ich diese akzeptieren? ....
Notizen: ....
....

2. Mittags: ....
Selbstmitgefühl üben: ....
Wie kann ich freundlich zu mir selbst sein? ....
Notizen: ....
....

MITTWOCH – AUSLÖSER ERKENNEN

1. Morgens: ....

Selbstbeobachtung: ....

Welche Situationen haben meine Gefühle ausgelöst? ....

....

Notizen: ....

2. Abends: ....

Auslöser reflektieren: ....

Welche Auslöser habe ich heute bemerkt? ....

Notizen: ....

....

DONNERSTAG – ATEMTECHNIKEN ANWENDEN

1. Morgens: ....

Tiefe Bauchatmung praktizieren: ....

Wie fühle ich mich danach? ....

....

Notizen: ....

....

2. Mittags: ....

4-7-8-Methode anwenden: ....

Wie hilft mir diese Technik? ....

....

Notizen: ....

....

FREITAG – GEDANKEN REFLEKTIEREN

1. Morgens: ....
Negative Gedanken hinterfragen: ....
Welche negativen Gedanken begleiten mich heute Morgen? ....

....

Notizen: ....

2. Mittags: ....
Positive Überzeugungen formulieren: ....
Welche positiven Überzeugungen kann ich annehmen? ....

....

Notizen: ....

SAMSTAG – EMOTIONEN AUSDRÜCKEN

1. Morgens: ....
Tagebuch schreiben oder kreative Tätigkeit ausüben: ....
Welche Emotionen habe ich heute Morgen? ....
Wie kann ich diese durch Schreiben oder kreative Aktivitäten ausdrücken? ....
Notizen: ....

2. Nachmittags/abends: ....
Gefühle mit einer Vertrauensperson teilen: ....
Mit wem kann ich heute über meine Gefühle sprechen? ....

....

Notizen: ....

....

SONNTAG – SELBSTFÜRSORGE PRAKTIZIEREN UND UNTERSTÜTZUNG SUCHEN

1. Vormittags: ……………………………………………………………
Selbstfürsorge-Aktivitäten planen und durchführen: ……………………
……………………………………………………………………………
Welche könnten das sein? ………………………………………………
Notizen: ……………………………………………………………………
……………………………………………………………………………

2. Nachmittags: …………………………………………………………
Entspannungstechnik anwenden: ………………………………………
Welche Methode werde ich vor dem Schlafengehen anwenden?
……………………………………………………………………………
Notizen: ……………………………………………………………………
……………………………………………………………………………

3. Abends: ……………………………………………………………
Soziale Kontakte pflegen: ………………………………………………
Wie kann ich meine sozialen Kontakte stärken? …………………
……………………………………………………………………………
Wen möchte ich die kommende Woche treffen? ……………………
……………………………………………………………………………
Notizen: ……………………………………………………………………
……………………………………………………………………………
……………………………………………………………………………

Das klingt nach viel Arbeit? Ich kann dir sagen: Es klingt nur darum nach viel Arbeit, weil du es nicht gewohnt bist. Mit der Zeit können solche Schritte eine Haltung werden und dann werden sie integrativer Bestandteil deines täglichen Lebens. Weil ich aber weiß, wie schwer es ist, alte Gewohnheiten zu verändern und neue Schritte in den gewohnten Tagesablauf zu integrieren, habe ich nachfolgend eine kürzere Variante der Emotionsregulation für dich. Sie eignet sich sowohl für den Einstieg als auch für zwischendurch. Basierend auf dieser Kurzfassung kann die Langversion etappenweise ausgebaut werden. Aber merke: In der Kürze liegt zwar die Würze, doch wer Gewohnheiten nachhaltig verändern will, braucht Beständigkeit und Tiefe.

KURZE EMOTIONSREGULATION

Emotionen wahrnehmen

Nimm dir einen Moment Zeit, um in dich hineinzuhorchen und deine aktuellen Emotionen bewusst wahrzunehmen. Achte auf körperliche Empfindungen und Gedanken, die damit verbunden sind.

Emotionen benennen

Benenne deine Emotionen klar und deutlich. Sage dir selbst: »Ich fühle Wut« oder »Da ist Trauer«. Diese Benennung hilft dir, die Emotionen objektiver zu betrachten.

Emotionen da sein lassen

Akzeptiere deine Emotionen, ohne sie zu bewerten oder zu verurteilen. Erlaube ihnen, einfach da zu sein, wie sie sind. Atme tief ein und aus und erinnere dich daran, dass es in Ordnung ist, diese Emotionen zu empfinden.

Emotionen nutzen

Überlege, wie du deine Emotionen konstruktiv nutzen kannst. Zum Beispiel kann Wut als Energiequelle dienen, um ein Problem anzugehen, Traurigkeit kann dich dazu bringen, dich um dich selbst zu kümmern, und Angst kann dich dazu motivieren, dich besser vorzubereiten. Frag dich: »Was kann ich aus dieser Emotion lernen?«, »Wie kann ich sie positiv für mich nutzen?«.

Emotionen sind die leisen Briefe unseres Inneren, oft ungeöffnet, manchmal ungelesen, aber stets mit einer wichtigen Botschaft versehen. Wenn wir ihnen Raum geben, enthüllen sie eine erstaunliche Vielfalt an Erkenntnissen über uns selbst, über unsere Beziehungen und über das Leben an sich. Jede Emotion lenkt unsere Aufmerksamkeit auf ein Bedürfnis. Freude zeigt, was uns nährt, Angst warnt vor Gefahr, Trauer erinnert an den Wert von Verbundenheit, und Wut weist uns auf überschrittene Grenzen hin. Lernen wir, diese Signale zu lesen, treffen wir Entscheidungen klarer und stimmiger. Emotionen sind nicht nur Informationen, sie sind auch Energie.

Merk dir

Kurz gesagt: Emotionen sind keine Störfaktoren, sondern Signalfeuer. Wer sie beachtet, gewinnt Klarheit, Lebendigkeit und Tiefe. Das bewusste Zulassen ist deshalb kein Luxus, sondern ein wesentlicher Akt der Selbstfürsorge. Letztere ist die Einladung, sich selbst vollständig zu hören, zu verstehen und letztlich zu führen.

An dieser Stelle kommt vielleicht auch die Frage auf: Brauchen wir unseren Verstand für die Verarbeitung unserer Gefühle?

Ja, dein Verstand gehört dazu, aber nicht als Chef und nicht als Ersthelfer.

Gefühle werden im Körper erlebt. Damit sie sich bewegen und lösen können, brauchen sie zunächst Raum, Atem und Wahrnehmung. Erst danach wird dein Verstand wertvoll: Er hilft dir zu verstehen, zu ordnen und Entscheidungen zu treffen. Wenn er jedoch zu früh übernimmt, rutschst du leicht in Grübeln, Erklären und Intellektualisieren und genau dann stockt Verarbeitung.

Wofür dein Verstand wichtig ist

- Benennen: Wenn du ein Gefühl in Worte fasst (»Das ist Traurigkeit mit einem Schuss Wut«), wird es greifbarer und oft schon etwas leiser.

- Einordnen: Du erkennst Auslöser, Muster und Bedürfnisse (»Ich fühl mich übergangen; ich brauche Klarheit und Respekt«).
- Entscheiden: Du wählst einen nächsten, kleinen Schritt: Grenze, Bitte, Pause, Gespräch.

Wofür er nicht zuständig ist

- Fühlen ersetzen. Verstand kann regulieren, aber nicht für dich fühlen. Wenn du nur erklärst, ohne zu spüren, bleibt der Körper im Alarm.
- Druck machen. »Ich sollte jetzt anders fühlen« blockiert. Gefühle brauchen Erlaubnis, nicht Leistung.

Fazit: Du brauchst deinen Verstand als Partner deiner Gefühle. Lass den Körper anfangen, dann darf der Kopf sortieren und den Weg ebnen. So verarbeitest du nicht gegen dich, sondern mit dir.

Nachdem wir nun ein Verständnis darüber entwickelt haben, wie eng Gefühle und Emotionen mit emotionaler Erschöpfung beziehungsweise emotionaler Gesundheit verbunden sind, wenden wir uns einem weiteren entscheidenden Bereich zu, der davon direkt beeinflusst wird: unseren Beziehungen. Denn gerade in Zeiten emotionaler Erschöpfung wird deutlich, wie wichtig zwischenmenschliche Verbindungen sein können, etwa als Quelle von Unterstützung und Stärke, aber auch als mögliche Belastung und Herausforderung. Schauen wir uns deshalb genauer an, wie emotionale Erschöpfung unser Miteinander prägt und wie Beziehungen sowohl Ursache als auch Heilmittel in diesem Prozess sein können.

BEZIEHUNGEN UND EMOTIONALE ERSCHÖPFUNG

Im Laufe unseres Lebens bewegen wir uns durch ganz unterschiedliche Phasen: Manche verlaufen ruhig und gleichmäßig, andere sind voller Wirbel, einige ziehen sich monoton über Wochen hin, während wieder andere vor Aktivität geradezu überschäumen. Zum Glück gibt es zwischendurch auch Momente der Entspannung und Zufriedenheit, ohne die das Leben unerträglich wäre.

Wir sind mit anderen in Resonanz

Doch wir wandeln nicht als isolierte Wesen über die Erde; wir stehen ständig in Wechselwirkung mit unserer Umgebung. Stell dir jede Begegnung wie einen Resonanzraum vor: So wie sich Klangwellen in einem Saal überlagern, verstärken oder abschwächen, schwingen auch Menschen wechselseitig miteinander. Jeder von uns sendet ununterbrochen Signale wie Mimik, Gestik, Worte, Emotionen und empfängt zugleich die Signale der anderen. Aus diesem ständigen Hin und Her entsteht die Stimmung, ähnlich wie bei Musiker*innen, die beim Improvisieren aufmerksam aufeinander hören und ihren Sound anpassen.

Wenn also jemand behauptet, »Niemand macht dir deine Gefühle«, greift dieser Satz ein Stück zu kurz. Ja, wir tragen Verantwortung für unsere Reaktionen, doch gleichzeitig sind wir empfindsame Empfangsantennen. Wir können den emotionalen Wellengang in Gegenwart anderer nicht einfach abschalten. Deshalb ist das Setzen von Grenzen, bis hin zur bewussten Abgrenzung, manchmal überlebenswichtig, insbesondere in Berufen wie meinem oder überall dort, wo wechselseitiger sozialer Kontakt stattfindet. Es ist oft fester Bestandteil der Ausbildung.

Es gibt sogar Studien[21], die untersucht haben, wie sich die Hirnaktivität in einem Raum verändert, wenn mindestens zwei Personen sich darin aufhalten, und man fand heraus, dass sich die Gehirnwellen von Menschen, die miteinander verbal kommunizieren, synchronisieren. Das heißt, unsere Gehirne haben nicht nur eine Intraaktivität (wirken also nicht nur innerhalb unseres eigenen Organismus), sondern sie können sozusagen interagieren. Die Gehirne schwingen sich also auf das jeweilige Gegenüber ein.

Das noch interessantere Ergebnis dieser Studie war, dass diese Synchronisationen auch dann stattfinden, wenn wir uns nur hören und nicht sehen, wie das beispielsweise beim Telefonieren der Fall ist beziehungsweise auch dann, wenn wir jemandem nur zuhören. Offenbar verknüpfen sich unsere Gehirne auf einer tieferen Ebene der Sprachverarbeitung und stimmen sich förmlich aufeinander ein. All das verdeutlicht, wie durchlässig wir für das Geschehen um uns herum sind: Wer im Raum steht, welche Worte fallen, wessen Stimme wir hören – all das schwingt in uns nach und formt unsere innere Landschaft. Das wirft spannende Fragen hinsichtlich erfolgreicher Kommunikation in Beziehungen auf.

Eine weitere aufschlussreiche Erkenntnis stammt vom Kommunikationswissenschaftler und Psychotherapeuten Paul Watzlawick: »Man kann nicht nicht kommunizieren.«[22] Damit bekräftigt er genau das, was wir eben festgehalten haben. Gemeinsam mit seinem Forschungsteam entwickelte Watzlawick die Theorie, dass jede menschliche Handlung eine Form der Kommunikation ist, selbst Schweigen, Untätigkeit oder räumliche Abwesenheit.

Denke an Situationen, in denen jemand auf eine direkte Frage einfach schweigt: Auch ohne Worte sendet dieses Verhalten eine klare Botschaft, vielleicht Unsicherheit, Missbilligung oder Verärgerung. Die Botschaft lautet für den Gesprächspartner: »Hier stimmt etwas nicht.«

Ebenso sprechen Körperhaltung, Gestik und Mimik Bände. Darum investieren Menschen, die häufig in der Öffentlichkeit stehen, viel Zeit, diese nonverbalen Signale bewusst zu steuern, um eine bestimmte Wirkung zu erzielen oder unerwünschte Eindrücke zu vermeiden. Watzlawicks Satz erinnert uns damit daran, dass Kommunikation weit über gesprochene Worte hinausgeht: Wir senden ständig Signale, ob wir wollen oder nicht.

Paula sitzt im Wartezimmer ihrer Therapeutin und spürt dieses unangenehme Ziehen in der Brust. Sie hatte sich so sehr darauf gefreut, mit ihrem Freund am Wochenende einen gemeinsamen Ausflug zu ma-

chen. Doch dann kam wieder etwas dazwischen: seine Arbeit, ihre Müdigkeit, ein kleiner Streit. Jetzt fühlt sie sich kraftlos, ist gereizt und macht sich Vorwürfe, weil sie »schon wieder« keine Energie hat, um die Beziehung positiv zu gestalten. Dieses ständige Wechselbad zwischen Hoffen und Enttäuschung zerrt an ihren Nerven. Was sie noch nicht ahnt, ist, dass emotionale Erschöpfung sich oft unbemerkt und subtil auf alle Aspekte des Beziehungslebens auswirkt.

Warum ist der Zustand der emotionalen Erschöpfung so belastend für unsere Beziehungen? Weil er uns insbesondere in vertrauten Beziehungen, also zu Partnern, Familienangehörigen und engen Freunden, empfindlich macht. Wenn wir eigentlich Nähe suchen, sind wir zu erschöpft, um sie zuzulassen. Wenn wir Hilfe brauchen, schaffen wir es oft nicht, angemessen danach zu fragen. Wir reagieren vielleicht ungeduldig oder ziehen uns zurück. Die anderen wiederum sind verunsichert oder enttäuscht, sodass Konflikte entstehen können.

Grundsätzlich entfalten Beziehungen dann eine positive Dynamik, wenn sie von Zusammenhalt, klarer Kommunikation und gegenseitiger Unterstützung getragen werden. In einem solchen Klima wachsen Motivation, kreative Problemlösungen und das gemeinsame Erreichen von Zielen. Typischerweise bilden sich dabei Rollen heraus, die allen Beteiligten Sicherheit geben, sei es im Job oder im privaten Umfeld. Konflikte werden konstruktiv angegangen und in der Regel zufriedenstellend gelöst.

Fehlt dieser offene Austausch, verkehrt sich die Dynamik ins Gegenteil: Missverständnisse bleiben unausgesprochen, Probleme kehren wieder und lassen sich nicht zu einem guten Ende bringen. Die Folgen sind Frustration, Motivationsverlust und ein innerer Druck, weil Rückmeldungen ausbleiben oder abgewertet werden.

Dieses wechselseitige Spiel der Interaktionen löst, schlicht gesagt, Gedanken, Gefühle und körperliche Zustände aus, die sich wiederum gegenseitig beeinflussen. Doch wir kommunizieren nicht nur mit anderen, sondern auch fortwährend mit uns selbst. Unsere innere Stimme kommentiert, bewertet und erzählt uns pausenlos eine Geschichte darüber, wer wir sind und was möglich ist.

Ob diese Selbstgespräche wohlwollend oder verletzend klingen, hängt stark von unserer Erziehung, unseren Erfahrungen und der sozialen Umgebung ab. Ist die innere Stimme übermäßig kritisch, argwöhnisch oder ängstlich, sät sie Selbstzweifel oder treibt uns zu starren, kompromisslosen Haltungen, die Konflikte in Beziehungen begünstigen. Viele Menschen nehmen diese dauerhafte Hintergrunderzählung als gegeben hin, weil sie »schon immer da war«, ohne zu prüfen, ob ihre Aussagen überhaupt wahr sind.

Merk dir

Häufig liegt das Problem weniger in der sichtbaren Wortwahl einer Kommunikation, sondern in den tieferen, oft unbewussten Mustern, die sie steuern.

Warum geraten wir in solche Zustände? Bindungsstile, die sich bereits in der frühen Kindheit herausbilden, spielen eine bedeutende Rolle. Wer als Kind emotionale Vernachlässigung erfahren hat, entwickelt oft Strategien, um die eigene Verletzlichkeit zu schützen. Beispielsweise, indem man Nähe vermeidet oder sich übermäßig anpasst, um Konflikte zu umgehen. Diese unbewussten Muster können im Erwachsenenalter dazu führen, dass wir in Beziehungen in einem ständigen Alarmzustand leben. Bei unserer Protagonistin Paula äußert sich das in einem diffusen Gefühl von Unsicherheit und dem Bedürfnis, jede Situation durchzudenken und zu kontrollieren. Das ist auf Dauer kraftraubend.

Früher hat sich niemand um Paulas Gefühle gekümmert. Wenn sie traurig oder verängstigt war, erhielt sie nur selten Trost. So lernte sie, sich still zu verhalten, um niemanden zu stören. Als Erwachsene spürt sie bei Konflikten mit ihrem Freund eine unerklärliche innere Panik, als würde sie gleich im Stich gelassen. Gleichzeitig fühlt sie sich verantwortlich, das Wohlergehen aller sicherzustellen. Dieses Spannungsfeld lässt ihren emotionalen Akku beständig sinken.

Dabei ist Paula nicht »zu schwach«. Sie hat nur nie gelernt, ihre Gefühle als natürliche Warn- und Orientierungssignale zu begreifen. Jetzt, inmitten dieser Erschöpfung, wird deutlich, dass ihr Bindungsstil und ihre Vergangenheit eine große Rolle spielen.

Bindungsstile und die Folgen emotionaler Vernachlässigung

Unsere erste Bindungserfahrung ist die zu unseren Bezugspersonen, und was wir hier erleben, formt unseren Bindungsstil. Waren die Eltern oder Bezugspersonen zugewandt, liebevoll und geduldig? Oder abwesend, abwertend, kritisierend oder gar missbräuchlich? Dieser in frühen Jahren entwickelte Bindungsstil beeinflusst, wie wir in Beziehungen denken, fühlen und handeln, und er kann erhebliche Auswirkungen auf unsere Fähigkeiten haben, gesunde, erfüllende Verbindungen aufzubauen, insbesondere wenn wir als Kind emotionale Vernachlässigung erfahren haben. Die Bindungstheorie unterscheidet vier Hauptkategorien von Bindungsstilen, die ich kurz vorstellen möchte:

Sicherer Bindungsstil

Menschen mit einem sicheren Bindungsstil haben bereits in ihrer frühen Entwicklung erlebt, dass ihre Bedürfnisse nach Nähe, Geborgenheit und emotionaler Sicherheit zuverlässig erfüllt wurden. Dadurch konnten sie ein tiefes inneres Vertrauen entwickeln, das sie auch später in Beziehungen begleitet. Typisch ist eine angenehme Balance zwischen Nähe und Autonomie: Sie können sich emotional öffnen und Nähe zulassen, fühlen sich jedoch gleichzeitig sicher genug, um eigenständig zu sein. Konflikte und Probleme werden offen angesprochen und gelöst, ohne dass Angst vor Ablehnung oder Verlust entsteht. Diese Menschen verfügen oft über stabile, erfüllende und gesunde Beziehungen, in denen sie emotional präsent und authentisch sein können.

Unsicher-vermeidender Bindungsstil

Wer einen unsicher-vermeidenden Bindungsstil entwickelt hat, trägt die Erfahrung in sich, dass Nähe früher häufig mit Überforderung, Ablehnung oder Ausbleiben von Trost einherging. Um sich davor zu schützen, wurde unbewusst eine Strategie aufgebaut: emotionale Distanz wahren, Autonomie betonen, Gefühle kontrollieren. Nach außen wirkt das dann souverän, unabhängig und manchmal sogar unnahbar. Doch hinter dieser scheinbar coolen Fassade steht eine tiefe Angst, erneut enttäuscht zu werden. Sobald Beziehungspartner*innen oder Freund*innen zu viel Nähe suchen, entsteht innerer Druck; die Person zieht sich zurück, verdrängt ihre Bedürfnisse und nimmt ihre Gefühle eher gedämpft wahr. So schützt sie sich zwar vor Verletzung, verpasst aber zugleich das erlebte Gefühl von Verbundenheit. Daraus resultiert oft ein Kreislauf aus verstecktem Wunsch nach tiefer Nähe und gleichzeitiger Flucht vor ebendieser Nähe, was langfristig zu emotionaler Einsamkeit führen kann, obwohl das starke Bedürfnis nach Beziehung im Hintergrund weiterbesteht.

Unsicher-ambivalenter (oder ängstlicher) Bindungsstil

Menschen mit einem unsicher-ambivalenten Bindungsstil haben häufig inkonsequente Bindungserfahrungen gemacht. Mal wurden ihre Bedürfnisse erfüllt, dann wieder nicht. Das Kind wusste also nie genau, ob seine Bezugsperson ihm bei Bedarf zur Seite steht. Diese Unberechenbarkeit erzeugte tiefe Unsicherheit und Ängste in seinen Beziehungen. Typisch ist eine permanente Sorge, verlassen zu werden oder nicht gut genug zu sein. Daher sind diese Menschen oft besonders sensibel gegenüber Zurückweisung und suchen ständig nach Bestätigung und Nähe. Gleichzeitig erleben sie Beziehungen als sehr belastend, weil sie zwischen Nähebedürfnis und Verlustangst schwanken. Ihr Verhalten kann dabei widersprüchlich wirken: Sie suchen Nähe und bringen gleichzeitig andere durch ihre Bedürftigkeit oder Eifersucht auf Distanz. Dahinter steht diese tiefe Angst vor Zurückweisung und Verlust. Diese widersprüchlichen Gefühle können zu intensiven und konfliktbeladenen Beziehungen führen.

Desorganisierter Bindungsstil

Beim desorganisierten Bindungsstil liegt meist eine sehr belastende frühe Bindungserfahrung vor, die häufig mit traumatischen Erlebnissen oder gravierenden emotionalen Verletzungen verbunden ist. Hier fehlt eine klare Strategie im Umgang mit Nähe und Bindung. Menschen mit diesem Bindungsstil schwanken oft zwischen intensiver Nähe und plötzlichem Rückzug, wirken emotional verwirrt oder widersprüchlich. Sie sehnen sich nach emotionaler Verbindung, erleben Nähe jedoch gleichzeitig als bedrohlich und belastend. Beziehungen werden oft von einem Gefühl großer innerer Spannung begleitet, weil Nähe zugleich gewünscht und gefürchtet wird. Die innere Zerrissenheit und das Fehlen klarer Muster können tiefe Verunsicherung und emotionale Instabilität zur Folge haben, wodurch langfristige, sichere Beziehungen erschwert werden.

Warum ist der Bindungsstil für emotionale Erschöpfung relevant?

In der Realität gibt es viele Mischformen, doch im Kern beschreiben diese vier Kategorien, wie sehr wir uns auf andere verlassen und einlassen können. Sie sind Hinweise darauf, wie sicher wir uns in zwischenmenschlichen Beziehungen fühlen.

Wenn wir in unserer Kindheit gelernt haben, dass wir unsere Bedürfnisse unterdrücken oder überdecken müssen, zum Beispiel um nicht abgelehnt zu werden, verschwindet dieses Verhalten nicht plötzlich im Erwachsenenalter. Stattdessen wenden wir es unbewusst weiter an und das kostet auf Dauer enorme Kraft.

- Ein *unsicher-vermeidender Mensch* könnte bei Stress vollständig auf Autopilot schalten, sich zurückziehen und Hilfe konsequent ausschlagen.

Er scheut Nähe, weil er gelernt hat, dass diese potenziell verletzt. Die Außenwelt reagiert oft irritiert oder fühlt sich abgelehnt, sodass sich die Person zunehmend isoliert und weiterhin alle Last allein trägt.

- Ein *unsicher-ambivalenter Mensch* sucht unter Stress verstärkt nach Rückversicherung. Er fühlt sich bei fehlender Resonanz schnell im Stich gelassen, was zu ständigem Klammern oder Vorwürfen (»Du bist nie für mich da!«) führen kann. Dies wiederum überfordert das Gegenüber und auch hier kann ein Teufelskreis aus Frustration und Erschöpfung entstehen.

Beide Beispiele machen deutlich, wie schwer es für die Betroffenen ist, für sich selbst angemessen zu sorgen, wenn das eigene Bindungsverhalten von Unsicherheit geprägt ist. Die emotionale Erschöpfung entsteht also häufig aus einer chronischen Überforderung: Das innere Kind schreit nach Zuwendung und Bestätigung, aber die erlernten Muster verhindern eine gesunde emotionale Regulation.

Wenn ich hier vom inneren Kind spreche, meine ich kein esoterisches Konzept, sondern es ist der Teil in dir gemeint, der deine frühesten Erfahrungen, Gefühle und Bedürfnisse in sich trägt, und zwar so, wie sie damals erlebt wurden. Dieser Teil speichert, wie sich Nähe angefühlt hat (oder gefehlt hat), wie mit deinen Grenzen umgegangen wurde, wie Trost, Sicherheit und Anerkennung aussahen. Er speichert auch die Sätze, die du über dich und die Welt gelernt hast: »Ich muss brav sein, sonst werde ich nicht geliebt«, »Ich darf keinen Ärger machen«, »Ich muss alles allein schaffen«.

Dieses innere Kind ist kein »getrenntes Wesen«, sondern ein emotionales Erinnerungsnetz in dir. Also im Grunde ein Stellvertreter. Es meldet sich vor allem dann, wenn dich etwas stark berührt, wie plötzliche Scham, große Verlassensangst, übermäßige Anpassung, starre Kontrolle. Die Reaktionen sind objektiv größer als der aktuelle Anlass. Dein Nervensystem greift in solchen Momenten auf frühe Schutzstrategien zurück (Rückzug, People-Pleasing, Perfektionismus), weil sie damals hilfreich waren.

Warum ist das wichtig? Weil du erst dann heilsam reagieren kannst, wenn du erkennst, wer sich meldet. Wenn du spürst: »Das hier ist nicht nur die Jetzt-Situation, sondern hier spricht ein sehr alter Teil in mir.« Dann weißt du, dass es weniger um Argumente geht und mehr um Zuwendung, Beruhigung und Halt. Nicht von außen, sondern zuerst von dir an dich: wahrnehmen, benennen, atmen, Grenzen ziehen, Trost organisieren. Man könnte sagen: Heute gibst du dir, was damals zu wenig da war.

Wichtig ist mir auch, was das innere Kind nicht ist: keine Ausrede für schlechtes Verhalten, keine Einladung, in Hilflosigkeit zu bleiben, und kein Etikett, das dich festlegt. Was es zeigt, sind Bedürfnisse nach Sicherheit, Gesehenwerden, Einfluss, Ruhe, Verbundenheit. Um die kannst du dich als erwachsener Teil von dir kümmern.

Schauen wir uns an, wie Paula geprägt wurde:

Paula erfuhr als Kind wenig Halt in ihrer Familie. Ihre Eltern waren zwar körperlich anwesend, aber emotional nicht einfühlsam. Streit, Schweigen und Desinteresse prägten den Alltag. Paula bekam oft zu hören, sie solle nicht »so empfindlich« sein. Wenn sie Trost suchte, wurde sie meist abgewiesen. Nicht weil ihre Eltern sie nicht liebten, sondern weil sie selbst überfordert waren.

Paula machte den einzigen Schritt, den sie als Kind kannte: Sie zog sich immer weiter zurück, um sich vor erneuten Zurückweisungen zu schützen. Sie entwickelte damit einen unsicher-vermeidenden Bindungsstil. In ihrer aktuellen Partnerschaft äußert sich das durch einen großen Freiheitsdrang und den Wunsch, Konflikte am liebsten komplett zu vermeiden. Wenn es doch einmal Streit gibt, fühlt sie sich sofort angegriffen und blockiert. Statt zu sagen, was sie braucht, zieht sie sich sprachlos zurück.

Gerade wenn jemand (früh-)kindliche Vernachlässigung erlebt hat, also eine Situation, in der zentrale Bezugspersonen emotional (und oft auch physisch) nicht verfügbar waren, setzt sich das Gefühl des »Alleinseins« tief in der Psyche fest. Später im Leben können solche Menschen zwar funktional und kompetent wirken, im Innersten fühlen sie sich jedoch oft unsicher und schnell überfordert, sobald es um emotionale Nähe oder Abgrenzung geht.

Dieser Dauerzustand von »Ich muss selbst klarkommen, weil es sonst keiner tut« oder auch »Ich darf niemandem zur Last fallen« führt langfristig zu großem seelischem Druck. Jedes ungelöste Problem, das sich addiert, erhöht das Risiko, in die emotionale Erschöpfung abzurutschen.

Sicher gebundene Menschen hatten als wichtigsten Faktor Vertrauen in die Zuverlässigkeit und Verfügbarkeit ihrer Bezugspersonen. Dieses Vertrauen entsteht, wenn ein Kind beständig erlebt, dass seine emotionalen und physischen Bedürfnisse verlässlich erfüllt werden. Ein Gefühl der Sicherheit wird geboren, wenn es erfährt, dass es in schwierigen Situationen Trost und Unterstützung von seinen Bezugspersonen erhält.

Co-Regulation als Basis sicherer Bindung

Co-Regulation beschreibt den Prozess, bei dem sich zwei oder mehr menschliche Nervensysteme wechselseitig beeinflussen, um in einen ruhigeren, ausgeglicheneren Zustand zu finden. Du kennst das aus Momenten, in denen eine vertraute Stimme, ein sanfter Blick oder eine ruhige Hand auf deiner Schulter innerhalb von Sekunden spürbare Erleichterung bringt: Dein Herzschlag verlangsamt sich, die Atmung vertieft sich und das Gedankenkarussell dreht sich langsamer. Diese Entspannung entsteht nicht allein in deinem Kopf, sondern in einem Resonanzraum zwischen dir und der anderen Person.

Schon in den ersten Lebenswochen ist Co-Regulation die Grundlage für jede spätere Selbstregulation. Ein Säugling verfügt noch nicht über die neurologischen Netzwerke, um sich selbst zu beruhigen. Er braucht den beruhigenden

Rhythmus der elterlichen Atmung, die warme Haut, die melodische Sprache. Über Tausende solcher Mikrointeraktionen lernt das kindliche Gehirn, Muster von Sicherheit zu erkennen und schließlich nachzuahmen. So werden im limbischen System und im ventralen Vaguszweig des autonomen Nervensystems Verschaltungen gebahnt, die später ermöglichen, dass du dich auch allein regulieren kannst. Ohne diese früh gelebte wechselseitige Abstimmung bleibt Selbstregulation oft brüchig oder überlastet.

Doch Co-Regulation endet nicht mit der Kindheit. Erwachsene nutzen sie bei jeder echten Begegnung weiter. Ein mitfühlender Therapeut, der unaufgeregt spricht und mit seinem Atemtempo einen ruhigen Takt vorgibt, lädt dein Nervensystem dazu ein, denselben Rhythmus zu übernehmen. Partner*innen, die sich abends in den Armen halten, gleichen über Herzratenvariabilität und hormonelle Signale ihre inneren Zustände an. Selbst in Arbeitsbesprechungen lässt sich beobachten, dass sich Herz- und Atemraten von Kolleg*innen allmählich synchronisieren, sobald ein gemeinsamer Flow entsteht.

Damit Co-Regulation gelingt, braucht es echte Präsenz. Dein Gegenüber muss wahrnehmbar körperlich und emotional anwesend sein, ohne dabei in deinen Stress hineinzurutschen oder dich mit vorschnellen Problemlösungen zu überfahren. Stimme, Körperhaltung, Mimik und besonders der Blickkontakt bilden jene »sozialen Cues«, die das unbewusste Sicherheitssystem deines Gehirns ständig scannt. Findet es verlässliche Signale von Ruhe und Zugewandtheit, schaltet es automatisch vom Kampf-oder-Flucht-Modus in einen Zustand sozialer Verbundenheit.

Co-Regulation unterscheidet sich deutlich von bloßer Empathie oder gar Co-Abhängigkeit. Empathie spiegelt dein Erleben, während Co-Regulation aktiv eine beruhigende Bahnung bietet. Und anders als bei Co-Abhängigkeit behält hier jeder die Verantwortung für die eigenen Gefühle; die wechselseitige Abstimmung dient dem Wachstum beider Seiten, nicht der Vermeidung persönlicher Grenzen.

In der Praxis kannst du Co-Regulation fördern, indem du auf eine ausgeglichene Atemführung achtest, deine Stimme warm und moduliert hältst, Blickkontakt dosiert und freundlich einsetzt und dein eigenes Nervensystem regelmäßig pflegst, etwa durch Pausen, Bewegung und ausreichend Schlaf. Wenn du selbst stabil bist, wirkst du wie eine biologische Stimmgabel, die anderen hilft, sich einzuschwingen. Therapie, Eltern-Kind-Interaktionen, Paarbeziehungen und jede Form von Teamarbeit gewinnen immens, wenn dieser stillen, körperlich vermittelten Kommunikationsebene bewusst Raum gegeben wird. So ist Co-Regulation kein netter Zusatz, sondern ein evolutionsbiologisch verankertes Grundprinzip menschlicher Entwicklung und sozialer Gesundheit. Wann immer du in zwischenmenschlicher Nähe Ruhe findest oder sie spendest, übst du diesen lebenslangen Tanz der Nervensysteme und legst damit den Grund für Selbstvertrauen, Resilienz und gelingende Beziehungen.

Paula ist seit zwei Jahren mit Max zusammen, doch ihre Beziehung ist von Beginn an von Spannungen und Missverständnissen geprägt. Max ist ein liebevoller und fürsorglicher Partner, aber Paula fällt es schwer, seine Zuneigung und Nähe zu akzeptieren, ohne gleichzeitig von Ängsten überwältigt zu werden. Insbesondere in der Anfangsphase gibt es fortwährend Konflikte:

An einem Abend sitzen sie gemeinsam auf dem Sofa und sehen einen Film. Max legt seinen Arm um Paula, aber anstatt sich geborgen zu fühlen, verspürt sie plötzlich eine Welle der Unsicherheit. »Liebst du mich wirklich?«, fragt sie ihn leise, ihre Augen suchen nach Bestätigung in seinen.

Max dreht sich überrascht zu ihr um. »Natürlich, Paula. Du bedeutest mir alles«, antwortet er sanft und küsst ihre Stirn. Doch Paula kann die nagende Angst nicht abschütteln. Was, wenn er sie eines Tages verlassen würde? Was, wenn sie ihm nicht genug war?

Diese Gedanken halten sie nachts wach. Paula wurde in ihrer Kindheit immer wieder von ihren Eltern enttäuscht: Sie hielten ihre Versprechen nicht und sie ließen sie oft stundenlang allein. Vieles hat sie verdrängt und nur schemenhafte Erinnerungen sind geblieben, aber umso deutlicher haben sie sich eingeprägt. Mit all ihren Gefühlen von damals fühlt sie sich überwältigt. Diese schmerzhaften Erfahrungen haben tiefe Narben in ihrer Seele hinterlassen und beeinflussen ihre Beziehung zu Max.

Während Paula sich zunehmend in ihre Ängste und Zweifel verstrickt, beginnt Max sich zurückzuziehen. Er weiß nicht, wie er ihr helfen kann, und fühlt sich ohnmächtig und frustriert. Die ständigen Fragen und Unsicherheiten belasten ihre Beziehung und führen zu häufigen Streitereien. Sein Rückzug ist für Paula eine Bestätigung ihrer Verlassensängste, was die Situation verschlimmert.

Heute früh, nach einem besonders heftigen Streit, zieht sich Paula (wieder) zurück. Sie kann das Risiko nicht eingehen, nicht verstanden zu werden. Sie versucht alle Emotionen abzuschütteln und auf Distanz zu halten.

Erschöpft sitzt Paula da und erinnert sich an den Rat ihrer Therapeutin: »Wenn Sie spüren, dass Sie sich verschließen, versuchen Sie zumindest, das, was in Ihnen vorgeht, zu benennen. Das kann ein kleiner Schritt sein, um die Situation zu verändern.«

Sie atmet tief durch und steht auf, um Max zu suchen. Im Flur trifft sie ihn, noch immer sichtlich betroffen. Zögernd sagt sie: »Ich weiß, das war gerade schwierig. Ich fühl mich oft einfach nur müde und überfordert, und ich habe Angst, dass du mich nicht verstehst, wenn ich davon erzähle.« Ihre Worte kommen holprig, doch für Paula ist es ein großer Schritt, überhaupt so ehrlich zu sprechen.

Max nickt langsam. »Danke, dass du das sagst«, antwortet er leise. Er wirkt erleichtert, dass Paula zumindest versucht, ihre Gefühle in Worte zu fassen.

Paulas unsicher-vermeidender Bindungsstil und die emotionale Erschöpfung beeinflussen ihre Beziehung. Das treibt beide in eine Abwärtsspirale, aus der sie sich selbst nicht befreien können. Die Dynamik wird ungesund

und zieht beide herunter. Paula kann Max kein echtes Vertrauen entgegenbringen, obwohl sie es sich so sehr wünscht. Er verzweifelt an ihrem Unglauben und es verletzt ihn, so zurückgelassen zu werden, obwohl er sich so sehr um sie bemüht. Die Beziehung droht zu zerbrechen, und das, weil Paula nicht gelernt hat, wie sie mit ihrer Angst umgehen kann. Es fehlt zudem das Fundament, dass die Menschen, die sie lieben, sie nicht verlassen. Ist sie nun ausgeliefert? Muss sie es hinnehmen? Ist das ihr Schicksal? Nein. Das Bewusstsein um die Herkunft dieser Muster ist ein erster wichtiger Schritt aus der Erschöpfungsspirale. Oft verspüren Menschen (wie Paula) zunächst Scham oder Wut, wenn sie feststellen, dass ihre Vergangenheit und ihre Bindungserfahrungen weiterhin eine Rolle spielen. Doch genau hier liegt das Potenzial: Nur wenn wir erkennen, woher unsere Reaktionen stammen, können wir uns neue, hilfreichere Verhaltensweisen aneignen.

Paula und Max haben noch viel vor sich, denn ihre Kommunikationsmuster sind seit Jahren eingefahren und Paulas emotionale Erschöpfung schwappt wie eine Welle in alles hinein, was sie tut. Doch dieser kurze Moment, in dem Paula ihre innere Anspannung benannt hat, ist ein Anfang.

In den folgenden Abschnitten werden wir näher darauf eingehen, wie Paula ihre Kindheitserfahrungen aufarbeitet und Stück für Stück lernt, emotionale Erschöpfung nicht als persönliches Versagen, sondern als wichtiges Warnsignal zu begreifen. Wir werden auch sehen, wie sich durch gezielte Kommunikation und Selbstreflexion ungünstige Bindungsmuster Schritt für Schritt auflösen lassen. Denn sosehr Erfahrungen aus der Kindheit uns beeinflussen, sie bestimmen nicht unwiderruflich den weiteren Lebensverlauf. Es sei denn, wir ändern nichts. Es gibt immer einen Weg zu einem sicheren Bindungsverhalten und zu einem ausgeglichenen Selbstgefühl mit angemessener Kommunikation.

Kommunikation – das Herzstück jeder Beziehung

Kommunikation ist das Herzstück jeder Beziehung. Sie ermöglicht es uns, Gedanken, Gefühle und Bedürfnisse auszudrücken und eine tiefere Verbindung zu den Menschen in unserem Leben aufzubauen, die uns am Herzen liegen. Für Menschen mit einem unsicheren Bindungsstil kann Kommunikation, wie wir im Beispiel oben gesehen haben, zu einer besonderen Herausforderung werden. Ihnen fehlt oft die Fähigkeit, offen ihre Emotionen mitzuteilen. Sie neigen eher dazu, sich auf ihre Unabhängigkeit zu konzentrieren, diese rührt jedoch nicht aus einer gesunden Balance zwischen Autonomie und Bindung, sondern aus einer frühkindlichen emotionalen Vernachlässigung (unsicherer Bindungsstil) her. Sie verhalten sich in Beziehungen häufig distanziert und unbeteiligt, was zu Missverständnissen und Konflikten führen kann. Andererseits können sich auch gemischte beziehungsweise widersprüchliche Gefühle einschleichen, die die Beziehung respektive die Beteiligten belasten.

Bei emotionaler Erschöpfung können sich diese Kommunikationsprobleme noch verstärken. Ständige Anspannung und Müdigkeit machen es schwierig, klar und einfühlsam zu kommunizieren. Daher ist es wichtig, Strategien zu entwickeln, um effektive Kommunikation zu fördern und Missverständnisse zu vermeiden.

Paula sitzt an einem Samstagmorgen mit einem Notizbuch im Wohnzimmer. Im Kopf hat sie noch das Gespräch vom Vorabend. Es fällt ihr schwer, Max zu erklären, warum sie sich so schnell zurückzieht. Doch sie hat den Eindruck, dass ihr kleiner Schritt der Offenheit einen Unterschied gemacht hat. Nun blättert sie durch Notizen aus ihren Therapiestunden und hält inne bei einer Seite, auf der sie verschiedene Kommunikationsstrategien aufgeschrieben hat. Sie beschließt: »Ich will lernen, besser zu reden und auch besser zuzuhören.«

Wenn wir unter emotionaler Erschöpfung leiden, ist nicht nur unsere körperliche Kraft begrenzt, sondern vor allem unser seelischer Spielraum.

Reize werden schneller als belastend empfunden, Konflikte eskalieren leichter, schlicht, weil uns die innere Reserve fehlt, um gelassen und geduldig zu reagieren. In Beziehungen zeigt sich das oft daran, dass wir entweder

- **vermeiden,** also schweigen und uns zurückziehen oder Konflikte unter den Teppich kehren, oder
- **explodieren,** weil ein kleiner Auslöser genügt, um aufgestaute Emotionen zu entladen.

Gute Kommunikation wirkt hier wie ein Druckausgleich. Sie schafft Raum für Bedürfnisse, bevor sie zur inneren Bombe werden. Gerade für Menschen, die Vernachlässigung oder unsichere Bindungen erlebt haben, ist es wertvoll, bewusst daran zu arbeiten, eigene Gefühle auszudrücken. So wird ein wichtiger Kreislauf durchbrochen: das Schweigen aus Angst vor Ablehnung, gefolgt von immer größerer Distanz.

Hier kommen nun einige Tipps, die dich bei der Umsetzung einer guten Kommunikation unterstützen können. Es ist nicht leicht, wenn man sich müde, ausgelaugt und unverstanden fühlt, aber genau deshalb schreibe ich dieses Buch: damit du nicht »stecken« bleibst und ein Bewusstsein dafür erhältst, welche Hebel wichtig wären, um eine Wende in deinem Leben auszulösen. Hier vier Dinge, die du vor der Umsetzung beachten darfst:

1. Bevor du die Tipps anwendest, nimm dir Zeit, um über deine eigenen Kommunikationsmuster nachzudenken. Sei dir bewusst, wie du normalerweise in Gesprächen reagierst, und achte besonders auf deinen Umgangston, wenn es sich um kritische Gesprächsthemen handelt. Welche Gewohnheiten möchtest du möglicherweise ändern?

2. Sei bereit, offen und ehrlich über deine Gefühle und Bedürfnisse zu sprechen. Authentizität schafft Vertrauen und ermöglicht eine tiefere

Verbindung zu deinem Gesprächspartner. Denke daran, dass Ehrlichkeit nicht bedeutet, verletzend oder kritisch zu sein. Es geht darum, deine eigenen Gefühle und Bedürfnisse klar auszudrücken, ohne den anderen anzugreifen.

3. Ein einziges gutes Gespräch erlaubt dir nicht eine andauernde Zugangsberechtigung. Von Zeit zu Zeit ändert sich nämlich das Passwort und das bedeutet: Kommunikation ist ein fortlaufender Prozess, der Geduld und Empathie einfordert. Sei geduldig mit dir und deinem Gesprächspartner, während ihr gemeinsam an einer besseren Kommunikation arbeitet. Versuche, dich in die Lage des anderen zu versetzen und seine Perspektive zu verstehen. Empathie hilft dabei, Missverständnisse zu vermeiden und eine respektvolle Gesprächsatmosphäre zu schaffen.

4. Mach dir klar, dass Kommunikation eine Fähigkeit ist, die sich durch Übung verbessern lässt. Kontinuität ist hierbei ein Schlüssel, der dir ermöglichen wird, deutlich bessere Beziehungen zu führen, weil du dranbleibst. Setze die Tipps regelmäßig in deinen Gesprächen um und gib nicht auf, wenn es mal nicht funktioniert.

KOMMUNIKATIONSTIPPS

Ich-Botschaften verwenden

In kritischen Momenten neigen wir oft dazu, andere anzugreifen: »Du bist immer so unaufmerksam!« oder »Du hast das wieder falsch gemacht!«. Solche Aussagen setzen den anderen automatisch unter Druck und begünstigen Abwehrhaltungen.

- **Was sind Ich-Botschaften?**
  Ich-Botschaften benennen deine eigenen Gefühle und Bedürfnisse, zum Beispiel:

»Ich fühle mich übergangen, wenn meine Meinung nicht gehört wird.«
»Ich wünsche mir, dass wir uns mehr Zeit füreinander nehmen.«

- **Warum wirken sie?**
  Mit Ich-Botschaften übernimmst du Verantwortung für deine Empfindungen, anstatt dem Gegenüber die Schuld zuzuschieben. Du schaffst damit einen Raum, in dem echte Verständigung möglich ist. (Wenn der andere das abwehrt, dann gibt es ein anderes Problem – dazu mehr in den folgenden Abschnitten.)

Gefühle benennen

Gerade wenn du erschöpft bist, kann es passieren, dass du deine Emotionen gar nicht mehr klar wahrnimmst oder sie schnell herunterspielst (»Ist schon okay, geht schon irgendwie«). Damit nimmst du dir allerdings die Chance, diese Gefühle konstruktiv zu verarbeiten.

- **Innerer Check-in**
  Frag dich regelmäßig: »Was fühle ich gerade?« Ist es Wut, Frustration, Unsicherheit, Traurigkeit oder Angst? Oft hilft schon das Benennen, um die Intensität der Emotion etwas abzumildern (das hast du bereits ausführlich im obigen Kapitel über Emotionen gelernt).

- **Teilen, was in dir vorgeht**
  Wenn es die Situation erlaubt, sag deinem Gegenüber offen: »Ich bin gerade enttäuscht und brauche einen Moment, um das zu verarbeiten.« Das schafft Klarheit und verhindert, dass sich unterdrückte Gefühle anstauen.

Aktives Zuhören

In emotionalen Gesprächen hören wir oft nur halb hin, weil unsere Gedanken bereits bei der eigenen Verteidigung oder bei Gegenargumenten sind. Aktives Zuhören bedeutet, dem anderen bewusst und wertfrei Raum zu geben.

- **Paraphrasieren**
  Wiederhole in eigenen Worten, was dein Gegenüber gesagt hat: »Verstehe ich dich richtig, dass du mehr Unterstützung möchtest, wenn du dich ausgebrannt fühlst?« Durch dieses Spiegeln zeigst du echtes Interesse und vermeidest Missverständnisse.

- **Nachfragen**
  Scheue dich nicht davor, weiter nachzufragen: »Kannst du mir mehr über die Situation erzählen?« oder »Wie genau hast du dich in dem Moment gefühlt?«. So signalisierst du, dass dir dein Gegenüber wichtig ist.

- **Blickkontakt und Körpersprache**
  Körpersprache verrät häufig mehr als Worte. Versuche daher, dich deinem Gegenüber zuzuwenden, Blickkontakt zu halten (nicht starren) und eine offene Haltung einzunehmen.

Klare Bitten formulieren

Ein häufiger Grund für Streit ist das Diffuse in unserer Kommunikation. Statt konkrete Wünsche zu äußern, greifen wir auf Vorwürfe oder pauschale Aussagen zurück (»Nie räumst du die Spielmaschine aus!«). Das kann zur Eskalation führen.

- **Aus Vorwürfen werden Bitten**
  Vorwurf: »Du räumst nie auf und das macht mich wahnsinnig!«
  Bitte: »Ich wünsche mir, dass du mir heute beim Aufräumen hilfst, damit ich nicht alles allein machen muss.«
  Die Bitte ist konkret und lässt sich nachvollziehbar umsetzen.

- **Konkrete Zeit- und Aufgabenabsprachen**
  Wenn möglich, definiere ziemlich genau, was du benötigst: »Können wir morgen Abend um 18 Uhr gemeinsam den Wocheneinkauf erledi-

gen?« Verbindliche Absprachen sorgen für weniger Stress und mehr Klarheit. Sie beugen künftigen Konflikten vor.

Pausen oder Time-outs einlegen

Bei emotionaler Erschöpfung und steigender Anspannung kann ein Gespräch schnell hitzig werden. Ein Time-out hilft, Eskalationen zu vermeiden.

- **Wie gehst du vor?**
  Sage deutlich, dass du eine Unterbrechung brauchst: »Ich merke, dass ich mich gerade nicht mehr konstruktiv unterhalten kann. Können wir in 15 Minuten weitersprechen?«

- **Warum ist das wichtig?**
  Eine kurze Auszeit (mit der Aussicht auf Fortsetzung) gibt dir die Möglichkeit, deine Emotionen zu regulieren. Das zeugt von Respekt vor dir selbst und dem anderen, weil du nicht einfach das Gespräch abbrichst, sondern ankündigst, dass du später in ruhigerem Ton weitermachen möchtest.

- **Achtung: Zeitrahmen**
  Bleibe bitte verbindlich. Vereinbare einen konkreten Zeitpunkt, wann das Gespräch fortgesetzt wird. So entsteht nicht das Gefühl, dass du dich endgültig zurückziehst oder das Problem ignorierst.

Lass dir sagen, dass gute Kommunikation kein Kunststück ist, aber Übung und Achtsamkeit erfordert. Wenn du dich emotional erschöpft fühlst, stellen solche Techniken eine wirksame Unterstützung dar, um dein Inneres zu entlasten. Bereits kleine Veränderungen, wie beispielsweise konsequent Ich-Botschaften zu nutzen oder bewusst deine Gefühle zu benennen, können das Miteinander spürbar verbessern.

Warum gewaltfreie Kommunikation bei Erschöpfung so hilfreich ist

Einigen Leser*innen helfen gegebenenfalls feste Konzepte, also Ansätze, die Methode und Haltung verbinden, daher möchte ich die gewaltfreie Kommunikation (GfK) nach Marshall B. Rosenberg[23] nicht unerwähnt lassen. Das Konzept überschneidet sich in einigen Punkten mit den oben genannten Kommunikationstipps und bietet einen klaren empathischen Gesprächsrahmen. Wer sich ausgebrannt oder innerlich leer fühlt, hat kaum Reserven, um Verständnis und Nachsicht aufzubringen. Konflikte können schnell zu einem Pulverfass werden. Daher kann es ungemein hilfreich sein, sich an einer Struktur entlangzuhangeln, bis sie zu einer inneren Haltung wird. Die Gfk ist in vier Schritte eingeteilt; zuvor kommen noch drei Kernpunkte:

- **Struktur und Klarheit**
  Die vier Schritte der GfK lauten: *Beobachtung, Gefühl, Bedürfnis* und *Bitte.* Sie geben dir eine Orientierung und du musst nicht »im Nebel« deiner Erschöpfung navigieren und dir den Kopf zerbrechen, was am besten zu tun wäre. Du erhältst einen festen Fahrplan.
- **Fokus auf Empathie**
  Statt dich auf die Fehler des anderen zu stürzen, lernst du, zunächst die eigene Gefühlslage zu benennen. Das fördert das Verständnis für dich selbst und den Gesprächspartner.
- **Reduktion von Eskalation**
  Wenn du deine Gefühle wertschätzend vorträgst, fühlt sich dein Gegenüber seltener angegriffen und Abwehrhaltungen werden so deutlich verringert. Das ist ein entscheidender Faktor, wenn deine eigenen Nerven ohnehin angespannt sind.

DIE VIER SCHRITTE DER GEWALTFREIEN KOMMUNIKATION

1. Beobachtung
   - **Worum geht es?**
     Beobachte möglichst objektiv, was passiert ist, ohne zu werten oder zu interpretieren. So verhinderst du, dass du deinem Gegenüber Vorwürfe an den Kopf wirfst oder seine Haltung verzerrt darstellst.
   - **Beispiel**
     »Als ich bemerkte, dass du gestern nach unserer Verabredung nicht angerufen hast …« (statt: »Du bist so verantwortungslos, du meldest dich nie!«)
   - **Warum ist das wichtig?**
     Du skizzierst eine nachvollziehbare Ausgangssituation und vermeidest Schuldzuweisungen. Das reduziert die Wahrscheinlichkeit, dass dein Gegenüber sofort in die Defensive geht.

2. Gefühle
   - **Worum geht es?**
     Beschreibe offen, wie du dich in dieser Situation gefühlt hast. Ob Wut, Trauer, Enttäuschung oder Verunsicherung: Nenne dein Gefühl beim Namen, ohne den anderen dafür verantwortlich zu machen.
   - **Beispiel**
     »… hat mich das traurig gemacht und verunsichert.«
   - **Warum ist das wichtig?**
     Wird ein Gefühl klar benannt, schafft das Transparenz. Zudem übernimmst du selbst die Verantwortung für deine Emotionen, anstatt sie dem anderen anzulasten. Das schafft Nähe statt Vorwürfe.

3. **Bedürfnisse**
   - **Worum geht es?**
     Hinter jedem Gefühl steht ein ungestilltes oder unerfülltes Bedürfnis. Versuche, das Bedürfnis zu identifizieren, das mit deiner Emotion verknüpft ist.
   - **Beispiel**
     »Ich habe gemerkt, dass mir in solchen Momenten Sicherheit und Verbindlichkeit sehr wichtig sind.«
   - **Warum ist das wichtig?**
     Deine Bedürfnisse klar zu formulieren, ist ein zentraler Schritt zur Lösung. Oft verschärfen sich Konflikte, weil wir nicht wissen, dass hinter unserer Wut oder Trauer bestimmte Grundbedürfnisse stecken (Anerkennung, Zugehörigkeit, Respekt).

4. **Bitte**
   - **Worum geht es?**
     Formuliere eine konkrete, umsetzbare Bitte, die das ungestillte Bedürfnis in Zukunft besser berücksichtigt.
   - **Beispiel**
     »Kannst du mir beim nächsten Mal kurz eine Nachricht schreiben oder anrufen, wenn du dich verspätest?«
   - **Warum ist das wichtig?**
     Ohne eine klare Bitte endet das Gespräch oft in Ratlosigkeit. Die Bitte sollte konkret, realistisch und positiv formuliert sein. So gibst du dem Gegenüber eine faire Chance, deinen Wunsch zu erfüllen.

Selbstreflexion zur Kommunikation

Damit die GfK nicht nur Theorie bleibt, empfiehlt sich eine kleine Übung, um den Prozess zu verinnerlichen. Also schnapp dir jetzt Papier und Stift.

- **Notiere eine belastende Situation**
  Wähle ein aktuelles Ereignis, das dich verärgert, gekränkt oder erschöpft hat.
- **Gehe schriftlich die vier Schritte durch**
  - *Beobachtung*: Was ist genau passiert? Halte dich an Fakten.
  - *Gefühl*: Was hast du empfunden (zum Beispiel Wut, Schmerz, Unsicherheit)?
  - *Bedürfnis*: Welches Bedürfnis steckt hinter deiner Reaktion (zum Beispiel Nähe, Verständnis, Ruhe)?
  - *Bitte*: Welche konkrete Bitte könntest du äußern, um diesem Bedürfnis gerecht zu werden?
- **Sprich, wenn möglich, darüber**
  Wenn die Situation noch akut ist, versuche, in einem ruhigen Moment das Gespräch mit der betroffenen Person zu suchen. Arbeite die vier Schritte durch und achte auf respektvolle Rückmeldungen.

Wenn dein Gegenüber blockt oder nicht respektvoll reagiert

Manchmal wirst du auf Menschen treffen, die sich in einem Gespräch verschließen, abwertend reagieren oder schlicht nicht bereit sind, sich auf einen konstruktiven Austausch einzulassen. In solchen Momenten kann es dir vorkommen, als würdest du gegen eine Wand reden, besonders dann, wenn du bereits erschöpft und verletzlich bist. Vielleicht spürst du Wut, Ohnmacht oder Enttäuschung, weil du dir Verständnis erhoffst und stattdessen Ablehnung erfährst. Wichtig ist, dass du in diesen Situationen zuerst zu dir selbst zurückfindest und dir bewusst machst, dass du nicht alles kontrollieren kannst. Es kann helfen, dir ein paar Atemzüge Zeit zu nehmen und dich innerlich zu fragen, wie es dir gerade geht (aus den Übungen weiter oben weißt du jetzt, wie das funktioniert und warum es wichtig ist). Wenn du deinen Ärger, deine Kränkung oder Traurigkeit erkennst, gewinnst du Klarheit über das, was gerade in dir vorgeht. Mit dieser Klarheit fällt es dir leichter zu entscheiden, wie du reagieren möchtest. Manchmal ist es sinnvoll, kurz aus dem Kontakt zu gehen und das Gespräch zu unterbrechen, wenn du merkst, dass ihr nur noch aneinander vorbeiredet. Eine sachliche Ankündigung wie »Ich brauche einen Moment, um mich zu sammeln. Können wir später weitersprechen?« zeigt, dass du das Gespräch nicht beendest, sondern lediglich vertagst, um eine Eskalation zu vermeiden.

Sollte allerdings dein Gegenüber weiter respektlos bleiben, darfst du auch deutlich machen, welche Grenze hier überschritten wird. Achte darauf, dass du deine Bedürfnisse benennst, ohne zu verurteilen. Du könntest zum Beispiel sagen: »In diesem Ton kann ich gerade nicht weitersprechen, es verletzt mich. Ich wünsche mir, dass wir respektvoll miteinander umgehen, sonst werde ich das Gespräch abbrechen.« Solche klaren Ansagen können unangenehm sein, doch sie dienen deinem Selbstschutz und signalisieren, dass du dich nicht beleidigen oder erniedrigen lässt. By the way: So lernt auch dein Gegenüber, wie weit es gehen darf und wann Stopp ist. Wir geben vor, wie andere uns behandeln dürfen, daher: Sei nicht zaghaft. Die Devise lautet: *Konsequent, klar und kompromissbereit kommunizieren.* (Das sind meine vier K's in der Paarberatung.)

Wenn du wiederholt gegen verschlossene Türen rennst und sich nichts ändert, ist es unter Umständen hilfreich, dir Unterstützung von außen zu suchen. Das kann eine vertraute Person sein, die dich in deiner Position bestärkt oder gemeinsam mit dir nach Lösungswegen sucht. Manchmal kann auch ein professionelles Setting, etwa eine Paar- oder Familienberatung, helfen, festgefahrene Dynamiken aufzubrechen. Es ist keine Schande, dir dabei helfen zu lassen, besser mit solchen Situationen umzugehen oder die eigene Perspektive zu erweitern.

Vor allem solltest du stets darauf achten, deine eigenen Kräfte nicht zu überfordern. Emotionale Erschöpfung wird schnell verstärkt, wenn du dich in Diskussionen verstrickst, die niemals zu einem respektvollen Miteinander führen. Erinnere dich daran, dass du ein Recht auf Würde und Gehör hast. Du kannst nicht beeinflussen, wie offen und respektvoll dein Gegenüber sich verhält, aber du kannst entscheiden, wie du mit dieser Haltung umgehst und welchen Raum du ihr in deinem Leben gibst.

Ein letzter Gedanke in diesem Zusammenhang: Ein häufiger Einwand gegen diese Form von Gesprächstechniken ist, dass im »echten Leben« doch niemand so spricht. Tatsächlich kann es anfangs ungewohnt klingen, wenn du deine Sätze bewusst strukturierst und Gefühle klar benennst. Du kannst dir das ein wenig wie einen Sprachkurs vorstellen: Zuerst lernst du neue Ausdrücke und ein bestimmtes Gerüst, das dir Sicherheit gibt. Mit der Zeit fügst du deine eigene Wortwahl und deine Persönlichkeit hinzu, bis alles fließender und natürlicher klingt. Es geht nicht darum, jeden Satz nach Lehrbuch zu formen, sondern das Grundprinzip zu verstehen: Wenn du in Ich-Form sprichst, klar deine Bedürfnisse benennst und dein Gegenüber nicht angreifst, kommunizierst du automatisch respektvoller und wirst durchsichtiger. Du kannst dieselben Inhalte sowohl formell als auch locker ausdrücken, je nachdem, in welchem Umfeld du dich bewegst. Beispiel (formal): »Ich fühle mich gerade verletzt, weil mein Bedürfnis nach Respekt nicht erfüllt ist. Würdest du bitte künftig darauf achten, mir auf Augenhöhe zu begegnen?« Das klingt eher nach einer Lehrbuchversion. Wenn du aber mit Freunden sprichst, könnte es so lauten: »Hey, das hat mich gerade gekränkt. Mir ist wichtig, dass wir respektvoll miteinander umgehen. Kannst du das bitte beim nächsten Mal berücksichtigen?« Durch diese Wortwahl wird es alltagstauglicher und persönlicher. Wichtig ist und bleibt, dass du dich ehrlich mitteilst und nicht einfach mechanisch Lehrbuchsätze aneinanderreihst. So wird aus dem anfänglich vielleicht etwas steifen Gerüst eine authentische Art zu sprechen, die niemandem aufgesetzt oder künstlich vorkommt.

Nachdem wir gesehen haben, welchen Einfluss emotionale Erschöpfung auf unsere Beziehungen haben kann, betrachten wir als Nächstes, wie sich diese Belastungen auch körperlich bemerkbar machen. Denn emotionale Erschöpfung betrifft niemals nur unser Gefühlsleben oder unsere sozialen Kontakte allein. Sie hinterlässt oft auch deutliche Spuren in unserem Körper. Hierbei wird unser Stresserleben eine zentrale Rolle spielen. Im Folgenden wollen wir daher erkunden, wie sich emotionale Belastungen physisch zeigen und welche Auswirkungen das langfristig auf unsere Gesundheit haben kann.

EMOTIONALE ERSCHÖPFUNG UND IHRE KÖRPERLICHEN REAKTIONEN UND AUSWIRKUNGEN

Warum das Thema Stressreaktion so wichtig ist

Du hast in den vorangegangenen Kapiteln erfahren, wie sehr emotionale Erschöpfung dein Denken und Fühlen und damit auch deine Art zu kommunizieren beeinflussen kann. Am Beispiel von Paula wurde deutlich, dass unklare Kommunikation, Ängste aus vergangenen Erfahrungen und der Wunsch nach Sicherheit den inneren Stresspegel erheblich anheben können. Vielleicht hast du dich an manchen Stellen wiedererkannt, etwa wenn du Konflikte lieber vermeidest oder es dir schwerfällt, deine Bedürfnisse offen auszusprechen. Diese innere emotionale Müdigkeit zeigt sich sowohl auf der seelischen als auch auf der körperlichen Ebene. Vielleicht kennst du das Gefühl, morgens kaum aus dem Bett zu kommen, obwohl du eigentlich ausreichend geschlafen hast, oder du spürst immer häufiger Verspannungen, Kopfschmerzen und andere diffuse Beschwerden, für die es auf den ersten Blick keine klare Ursache gibt. Hinter diesem Erleben steckt häufig ein komplexer Prozess, bei dem Körper und Geist auf Daueralarm schalten. Genau hier setzt die Stressreaktion an: Sie ist der Mechanismus, durch den dein Organismus auf Anforderungen und Belastungen reagiert: ob du bei der Arbeit von Termin zu Termin hetzt, zu Hause immer erreichbar sein willst oder dir Sorgen machst, andere könnten dich ablehnen. Tatsächlich ist es so, dass Körper und Psyche eng zusammenhängen. Was im Innern vor sich geht, wirkt sich unmittelbar auf dein körperliches Befinden aus. Alle genannten Faktoren und einige weitere können dich in einen Zustand andauernder Anspannung versetzen.

Die Stressreaktion ist somit kein Nebenschauplatz, sondern bildet den Dreh- und Angelpunkt zwischen äußeren und inneren Auslösern und deinem inneren Erleben. Wenn du verstehst, wie Stress in deinem Körper entsteht und welche Faktoren ihn verstärken, kannst du viel gezielter gegensteuern, bevor dein Akku endgültig leer ist.

Hier beißt sich leider oft die Katze in den Schwanz: Gerade, weil du erschöpft bist, fällt es dir schwer, dich bewusst um deine Stressoren (Dinge oder Situationen, die bei dir Stress auslösen) zu kümmern. Und weil du dich nicht um sie kümmerst, steigert sich deine Erschöpfung. Mit diesem Kapitel soll dir klarer werden, warum Stress nicht nur eine oberflächliche Unruhe ist, sondern tief in dein Wohlbefinden und deine Gesundheit hineinwirkt. Zugleich bekommst du eine Idee davon, wie du diesen Kreislauf aktiv durchbrechen kannst.

Was die Wissenschaft über Stress weiß und warum das entlasten kann

Vielleicht fragst du dich, warum dein Körper immer wieder in diesen Zustand der Anspannung fällt, obwohl du längst weißt, dass gerade keine wirkliche Gefahr droht. Warum dein Herz rast, deine Gedanken kreisen und dein ganzer Organismus das Gefühl hat, ständig »auf dem Sprung« zu sein.[24] Die Stressforschung gibt darauf eine klare Antwort und sie kann dir helfen, milder mit dir selbst umzugehen. Stress ist keine Schwäche und schon gar kein Zeichen mangelnder Belastbarkeit. Es ist eine uralte Schutzreaktion deines Körpers, gesteuert von einem Teil deines Nervensystems, der weit älter ist als jede To-do-Liste oder E-Mail-Flut.[25]

Dein autonomes Nervensystem besteht im Wesentlichen aus zwei »Kräften«: dem sympathischen Nervensystem, das dich aktiviert, wenn Gefahr droht, und dem parasympathischen Nervensystem, das für Entspannung und Regeneration sorgt. Im Idealfall arbeiten diese beiden Anteile im Wechselspiel: Aktivität und Ruhe, Anspannung und Entlastung.[26] Doch die Forschung zeigt, dass bei chronischem Stress genau dieses Gleichgewicht verloren geht. Dein sympathisches System bleibt ständig aktiv, es sendet Alarm, auch wenn keine unmittelbare Bedrohung da ist. Dein Körper schüttet dauerhaft Cortisol und Adrenalin aus, deine Muskeln bleiben angespannt, dein Herz schlägt schneller. Nicht, weil du »übertreibst«, sondern weil dein System gelernt hat, wachsam zu bleiben.

Und genau das erklärt, warum du dich oft nicht einfach »entspannen« kannst, selbst wenn du dir bewusst Pausen nimmst. Dein Körper hat vergessen, wie Entspannung funktioniert, weil das parasympathische System kaum noch Raum bekommt. Das sind dann (wie auch damals bei mir) die Fälle, in denen du ganz genau weißt, was du jetzt brauchst und tun müsstest, um dich besser zu fühlen, aber es kommt regelrecht nichts davon bei dir an.

Die gute Nachricht: Die Neurowissenschaft zeigt ebenso, dass du diesen Zustand Schritt für Schritt verändern kannst. Dein Nervensystem ist lernfähig. Es braucht nur Zeit, bewusste Impulse und vor allem Verständnis, dass du dich nicht aus »Faulheit« oder »Schwäche« erschöpft fühlst, sondern weil dein Körper dich viel zu lange beschützen wollte.

Wenn du also spürst, dass du rastlos bist, obwohl du eigentlich Ruhe suchst, dann erinnere dich daran: Dein Körper reagiert genau so, wie er es seit

Tausenden von Jahren tut. Er versucht dich sicher zu halten. Nur, dass die Gefahren von heute permanente Erreichbarkeit, ungelöste Konflikte und innere Antreiber sind.

Dieses Wissen darf dich entlasten. Du bist nicht »zu empfindlich«. Du bist ein Mensch mit einem Nervensystem, das verstanden werden will.

Stress verstehen

Um die emotionale Erschöpfung wirklich zu begreifen, ist es immens wichtig, dass du genau hinsiehst, was dich stresst, wie dein Körper auf Stress reagiert und in welcher Weise du ihn unbewusst verstärkst.

Stress ist für viele vor allem mit körperlicher Überlastung verbunden. Oft reicht bei einer rein körperlichen Verausgabung tatsächlich ein längeres Ausschlafen oder eine kurze Auszeit, um neue Energie zu schöpfen. Diese Sichtweise entspricht in weiten Teilen der Definition des Stressforschers Hans Selye[27], der Stress als »unspezifische Reaktion des Körpers auf jede Forderung« beschreibt. Damit unterstreicht er, dass Stress eine körperliche Antwort auf jede Art von Herausforderung ist, egal ob du sie als angenehm oder unangenehm empfindest. Dabei berücksichtigt er vor allem die biologischen beziehungsweise hormonellen Prozesse, die in Gang gesetzt werden, sobald dein Körper mit einer Belastung konfrontiert wird.

Es gibt allerdings eine zweite, weiterführende Definition, die auf den Psychologen Richard Lazarus[28] zurückgeht. Er sagt, dass Stress immer ein Ergebnis der Beziehung zwischen dir und deiner Umwelt ist – eine Beziehung, die du als belastend oder bedrohlich beurteilst und der du dich nicht gewachsen fühlst. Während also auch Lazarus das Zusammenspiel von Auslöser (Reiz) und deiner Reaktion darauf in den Vordergrund stellt, geht er darüber hinaus und betont vor allem die individuelle Bewertung einer Situation. Genau das ist zentral, wenn du verstehen willst, warum du in bestimmten Momenten vielleicht sehr angespannt bist, während andere Menschen dieselbe Lage gelassener angehen können. Deine persönliche

Wahrnehmung und Beurteilung entscheiden maßgeblich darüber, wie stark sich ein bestimmter Reiz letztlich als Stress äußert.

Die Definitionen – Selyes eher biologischer Ansatz und Lazarus' Betonung der psychologischen Bewertung – machen deutlich, dass Stress sowohl in deinem Körper als auch auf der seelischen Ebene stattfindet, und sie zeigen, dass beide Seiten untrennbar miteinander verwoben sind. Sobald du erkennst, dass auch deine innere Haltung und deine Gedanken eine entscheidende Rolle spielen, wird nachvollziehbar, warum manche Situationen dich mehr belasten als andere und warum du manchmal körperliche Symptome entwickeln kannst, ohne dass äußerlich allzu viel passiert.

Physiologische Basis: Was geschieht in deinem Körper bei Stress?

Um dir ein klares Bild von der Stressreaktion zu verschaffen, lohnt sich ein kurzer Blick auf die Abläufe in deinem Körper. Wenn du mit einer Herausforderung konfrontiert wirst, sei es ein dringender Termin oder das ungute Gefühl, jemanden enttäuschen zu können, setzt dein Organismus innerhalb von Sekundenbruchteilen verschiedene Prozesse in Gang. Vor allem die Ausschüttung von Stresshormonen wie Adrenalin und Cortisol spielt dabei eine zentrale Rolle. Sie sorgen dafür, dass dein Herz schneller schlägt, dein Blutdruck steigt und du aufmerksamer wirst. Dieser »Kampf-oder Flucht«-Mechanismus (so wie in »Co-Regulation als Basis sicherer Bindung« beschrieben) ist ursprünglich lebensrettend, denn unsere Vorfahren konnten dank dieser blitzschnellen Reaktion Gefahren rasch ausweichen oder sich verteidigen. Nun sind wir in unserer heutigen Zeit in der Regel nicht den gleichen Gefahren ausgesetzt, aber man könnte meinen, unser moderner Säbelzahntiger sitzt in Leistungsdruck, Zeitdruck und dem Perfektionismus.

Und genau das macht das Ganze problematisch – dieser Alarmzustand klingt nicht einfach ab. Statt das Problem zu lösen und schließlich in eine Erholungsphase zu gehen, verharrt dein Körper im Dauermodus der Anspannung. Wir haben kaum eine Pause von Leistungs-, Termindruck und einem »perfekten« Leben.

Dein Nervensystem bleibt auf Hab-Acht-Stellung, deine Muskeln verspannen sich und selbst Schlaf bringt keine echte Erholung mehr. Wenn dein Körper dauerhaft im Ausnahmezustand operiert, sind deine Energiereserven schnell aufgebraucht. Du fühlst dich ausgelaugt und gereizt, und irgendwann ist der Schritt zur emotionalen Erschöpfung nicht mehr weit.

Paula sitzt spätabends an ihrem Küchentisch. Eigentlich wollte sie nur kurz ihre E-Mails checken, bevor sie ins Bett geht, doch nun kann sie die Augen kaum von ihrem Handy lassen. Seit Stunden wartet sie auf eine Antwort zu einem wichtigen Termin. In ihrem Kopf überschlagen sich die Gedanken: »Was, wenn es nicht klappt? Was, wenn ich mich total blamiere?«

Mit jedem erneuten Blick auf das still bleibende Handy zuckt sie innerlich zusammen. Ihre Atmung wird flacher und sie spürt ein Kribbeln in ihrer Brust, ein sicheres Zeichen, dass ihr Herz schneller schlägt als noch vor ein paar Minuten. Ihre Hände sind längst kalt und feucht geworden, und selbst der wärmende Tee vor ihr ändert nichts daran, dass sie vor lauter Anspannung kaum stillsitzen kann. Während sie dort in der Küche verharrt, gerät sie in einen Zustand, in dem ihre Gedanken und ihre körperliche Unruhe sich gegenseitig hochschaukeln: Je länger die ersehnte Nachricht ausbleibt, desto schneller rast ihr Puls, und je schneller ihr Puls rast, desto dringlicher erscheint ihr das Warten. Sie kann nicht entspannen.

Daran zeigt sich, dass Stress eben nicht allein von äußeren Faktoren abhängt (die ausbleibende Nachricht), sondern auch davon, wie dein Körper und deine Gedanken darauf reagieren. Wenn diese Alarmbereitschaft erst einmal eingeschaltet ist, schaffst du es kaum mehr, »einfach« abzuschalten und innerlich zur Ruhe zu kommen. Dein Herzrasen oder deine Verspannungen entstehen also nicht im luftleeren Raum. Häufig ist es eine bestimmte Gedanken- und Bewertungswelt, die den Stresspegel zusätzlich anheizt oder auch mal abmildern kann.

Im nächsten Schritt schauen wir uns deshalb genauer an, welche Rolle deine innere Haltung und deine Wahrnehmung bei der Stressentstehung einnehmen.

Psychologische Dimension: Wie bewertet dein Geist die Situation?

Wenn du schon einmal erlebt hast, dass zwei Menschen sehr unterschiedlich auf dieselbe Herausforderung reagieren, erkennst du: Stress ist nicht nur eine Frage dessen, was äußerlich geschieht, sondern auch dessen, wie jemand die Situation bewertet. Hier kommt also die sogenannte kognitive Komponente ins Spiel. Ob du eine bestimmte Aufgabe oder ein Ereignis als belastend empfindest, hängt unter anderem davon ab, welche Gedanken dir durch den Kopf gehen und wie bedrohlich du deine Lage einschätzt.

Weiter oben habe ich den Ansatz des Psychologen Richard Lazarus erwähnt. Demnach spricht man in diesem Zusammenhang von einer »primären« und einer »sekundären« Bewertung. Zuerst beurteilst du automatisch, ob ein Reiz (zum Beispiel eine neue Aufgabe, eine Beziehungskrise oder eine unklare Zukunftsperspektive) für dich bedrohlich oder herausfordernd ist. Dann schätzt du ab, ob du die damit verbundenen Anforderungen bewältigen kannst. Wenn du glaubst, nicht genügend Ressourcen zu haben, sei es Zeit, Kraft, Selbstvertrauen oder Unterstützung, kann bereits eine scheinbar kleine Schwierigkeit großen Druck auslösen.

Genau an diesem Punkt beginnt die innere Gedankenspirale, die deinen Körper weiter in Alarm hält. Sätze wie »Ich schaffe das nie« oder »Ich werde sicher versagen« erhöhen den Stress, weil dein Geist signalisiert: Achtung, hier droht ein echtes Problem! Selbst wenn objektiv betrachtet noch kein Schaden eingetreten ist, stellt deine innere Bewertung die Weichen dafür, ob dein System weiter auf Hochtouren läuft oder du es schaffst, wieder herunterzufahren.

Dazu kommt oft noch die Reaktion auf eigene Stresssymptome. Wenn du merkst, dass dein Puls schneller wird und dein Nacken sich verspannt, können Gedanken wie »Jetzt werde ich bestimmt krank« oder »Das kann ich nicht kontrollieren« den Stress erst recht anheizen. So kommt es leicht zu einem Kreislauf: Erst rufen äußere Reize oder Erinnerungen Stress hervor, dann verstärken deine Bewertungen die körperlichen Reaktionen, was zu noch mehr beunruhigenden Gedanken führt.

All das zeigt, dass du Stress nicht nur »spürst«, sondern aktiv mitgestaltest, indem du dich entweder beruhigst oder die Sorgen größer werden lässt. Das bedeutet, dass du mehr Einflussmöglichkeiten hast, als du auf den ersten Blick vielleicht glaubst. Bevor wir zu konkreten Bewältigungsstrategien kommen, lohnt es sich daher, deine persönlichen Bewertungsmuster und Gedankengänge genauer unter die Lupe zu nehmen. Denn oft sind es gerade die inneren Überzeugungen, die darüber entscheiden, ob du dich einer Situation gewachsen fühlst oder ob sie dich an die Grenzen deiner Kraft bringt.

Reflexionsfragen zum Stress

- **Wann spürst du selbst Anzeichen von körperlichem Stress?**
  Denk an eine Situation, in der du dich sehr angespannt gefühlt hast, obwohl es objektiv vielleicht gar keinen wirklichen Grund dafür gab. Wie hat dein Körper reagiert?

- **Welche typischen Signale sendet dir dein Körper, wenn du unter Druck gerätst?**
  Achte zum Beispiel auf einen schnelleren Puls, flachen Atem, verspannte Muskeln oder andere kleine Anzeichen. Welche nimmst du bei dir besonders wahr?

- **Welche Gedanken tauchen in solchen Momenten auf?**
  Überleg, ob es bestimmte Sätze gibt, die dir dann immer wieder durch den Kopf gehen (»Das muss jetzt klappen!«, »Ich darf mir keinen Fehler erlauben!«), und wie sehr dich diese Gedankenspiralen zusätzlich unter Anspannung setzen.

- **Wie gehst du normalerweise mit diesen körperlichen und mentalen Alarmsignalen um?**
  Schreib auf, ob du eher versuchst, sie zu ignorieren, oder ob du bewusst reagierst (zum Beispiel, indem du eine kurze Pause machst und diese Gedanken hinterfragst). Gibt es etwas, was dir helfen würde, schneller zur Ruhe zu kommen?

Stressreaktion und emotionale Erschöpfung: Wo ist die Verbindung?

In den vorangegangenen Teilen hast du gesehen, wie dein Körper auf Stress reagiert, welche Rolle deine Gedanken dabei spielen und was in dem Moment passiert, wenn du dich überfordert fühlst. Du hast erfahren, wieso es so schwierig sein kann, wieder aus dieser Alarmbereitschaft herauszufinden. Doch inwiefern hängt das alles mit der emotionalen Erschöpfung zusammen? Genau hier wird das Zusammenspiel aus Körper und Seele sichtbar: Sobald du permanent unter Strom stehst, fehlen dir jene Erholungsphasen, in denen sich dein Geist und dein Körper eigentlich regenerieren könnten.

Die emotionale Erschöpfung entsteht, weil dein Gehirn im Dauereinsatz ist, während dein Körper keine Entlastung findet. Du fühlst dich gereizt, hast vielleicht öfter Stimmungsschwankungen und verlierst den Drive für Dinge, die dir sonst Freude bereitet haben. Das kann von leichten Unlustgefühlen bis hin zu ausgewachsenen depressiven Verstimmungen reichen.

Dir fehlt am Ende die Kraft, dich mit dir selbst, deinen Gedanken und Gefühlen auseinanderzusetzen. Du willst nur noch, dass es aufhört.

Paula merkt immer deutlicher, dass sie nicht nur ein wenig erschöpft ist, sondern eine tief sitzende Müdigkeit verspürt. Am schlimmsten fühlt sie sich morgens kurz nach dem Aufwachen: Obwohl sie viele Stunden geschlafen hat, hat sie das Gefühl, sie könne kaum die Augen offen halten. Ihre Schultern und ihr Nacken sind oft verspannt, und gelegentlich wacht sie sogar mit Kopfschmerzen auf, die bis zum Nachmittag anhalten. Manchmal klagt sie auch über einen flauen Magen und ein Kribbeln im Bauch, das sie bei jeder Kleinigkeit an die Decke gehen lässt.

An Tagen, an denen sie glaubt, »eigentlich gut drauf« zu sein, reicht oft ein einziger kleiner Zwischenfall, zum Beispiel ein missverständlicher Kommentar von einer Freundin oder eine unerwartete Aufgabe im Job, damit sich ihr ganzer Körper wieder verkrampft. Ihr Herz beginnt zu pochen, und sie spürt diese innere Unruhe, die sie gedanklich nicht loslässt. Nach außen versucht sie, sich nichts anmerken zu lassen, aber in ihrem Innern wächst das Gefühl, kurz vor einer Überforderung zu stehen. Sobald sie nur einen Moment zur Ruhe kommt, merkt Paula, wie gereizt und dünnhäutig sie ist.

Genau in diesen Momenten wird ihr bewusst: Es ist nicht nur körperliche Müdigkeit. Es ist tiefe Erschöpfung, die sich wie ein Schleier über ihre ganze Wahrnehmung legt. Sie bemerkt, dass ihr nicht nur die Energie fehlt, um den Tag aktiver zu gestalten, sondern dass sie sich auch kaum aufraffen kann, etwas Schönes für sich selbst zu tun. Während früher ein Treffen mit guten Freunden sie aufgemuntert hätte, fühlt sie sich jetzt schon vorher müde, sodass sie sich lieber zurückzieht.

Paulas Beispiel zeigt, wie sich andauernder Stress und emotionale Erschöpfung gegenseitig verstärken. Ihr Körper sendet Warnsignale wie Kopfschmerzen, Verspannungen, Magenprobleme, die darauf hindeuten, dass sie sich in einer Daueranspannung befindet. Diese Signale sind ein wichtiger Hinweis, den Paula zwar wahrnimmt, aber lange Zeit nicht ernst genug nimmt. So fährt ihr System immer weiter hoch, bis selbst kleine Aufgaben wie unüberwindbare Hindernisse erscheinen.

Gleichzeitig spürt sie, dass ihre emotionale Belastbarkeit sinkt. Sie hat weniger Geduld, reagiert schnell gereizt oder verletzt und zieht sich insgesamt zurück. Genau dieses Rückzugsmuster führt oft zu einem Kreislauf: Weil Paula sich nicht mehr richtig mitteilen mag, bleiben innere Konflikte unverarbeitet, was wiederum ihren Stress weiter in die Höhe treibt und den Körper in Alarmbereitschaft hält.

Hier wird deutlich, dass emotionale Erschöpfung viel mehr ist als ein simpler Energiemangel. Wenn dein Körper durch ständige Anspannung und ungünstige Gedankenmuster immer mehr ausgelaugt wird, verschlechtert sich auch dein seelisches Wohlbefinden. Du hast dann kaum noch Kapazitäten, um Dinge zu genießen, die sonst Kraft spenden könnten. Und je mehr du verzweifelst oder grübelst, desto stärker gerät dein Körper in die Stressreaktion.

Dein persönlicher Stress-Scanner

- **Nimm dir ein paar ruhige Minuten**
  Setz dich bequem hin, leg das Handy beiseite und achte darauf, nicht unmittelbar abgelenkt zu sein. Du brauchst keine aufwendige Vorbereitung, nur einen kurzen Moment der Stille.

- **Schließe deine Augen und atme bewusst**
  Spüre, wie sich dein Bauch und dein Brustkorb beim Einatmen heben und beim Ausatmen senken. Lenke nun deine Aufmerksamkeit nach innen: zu deinen Gedanken, Gefühlen und körperlichen Empfindungen.

- **Scanne deinen Körper**
  Wandere in Gedanken von den Zehen bis zum Scheitel. Wie fühlen sich deine Füße an, deine Beine, dein Rücken, dein Nacken? Gibt es Stellen, die sich angespannt oder unangenehm anfühlen?

- **Achte auf innere Bilder oder Sätze**
  Während du den Körper durchgehst, tauchen vielleicht spontan Gedanken auf wie »Ich muss unbedingt noch …« oder »Ich fühle mich so müde«. Nimm wahr, was kommt, ohne es zu bewerten oder gleich lösen zu wollen.

- **Halte inne bei intensiven Signalen**
  Bleibe einen Moment dort, wo du körperliche oder gedankliche Anspannung spürst. Versuche, das Gefühl kurz zu beschreiben: Ist es ein Druck? Ein Ziehen? Oder ein bestimmter Gedanke, der dich nicht loslässt?

- **Frage dich, was du brauchst**
  Wenn dir Anspannung oder Stress ins Bewusstsein rutscht, kannst du dir folgende Frage stellen: »Was würde mir jetzt helfen, diese Anspannung zu mildern?« Vielleicht ist es eine kurze Pause, ein Schluck Wasser, ein Gespräch mit einem lieben Menschen oder auch einfach nur das bewusste Ein- und Ausatmen.

- **Mach dir eine Notiz**
  Öffne langsam die Augen und schreib ein oder zwei Stichworte auf, die dir aufgefallen sind. Beispiel: verspannter Nacken; Gedanken: »Ich muss alles allein schaffen«, »Ich brauche fünf Minuten Auszeit«. So kannst du diese Beobachtungen leichter festhalten und später reflektieren.

Diese Übung hilft dir, deine körperlichen und mentalen Stresssignale besser zu erkennen, bevor sie zu groß werden. Je öfter du dich selbst »scannst«, desto eher merkst du, wenn du in eine Daueranspannung rutschst, und kannst frühzeitig kleine Gegenmaßnahmen ergreifen. Schon ein paar bewusste Atemzüge oder eine Mini-Pause helfen deinem Organismus, kurz zu entlasten.

Die Stress-Vulnerabilitätstheorie – warum manche schneller aus dem Gleichgewicht geraten als andere

Einige Menschen können scheinbar mühelos mit belastenden Situationen umgehen, während andere schon bei kleineren Herausforderungen überfordert wirken. Warum dich bestimmte Erlebnisse tief treffen, während dein Umfeld eher gelassen reagiert, haben wir bereits zuvor betrachtet. Es ist ein Zusammenspiel aus deinen Gedanken, Gefühlen und Bewertungen. Ich möchte dir hier die Stress-Vulnerabilitätstheorie[29] vorstellen, damit das Ganze auch einen Namen hat. Das Modell erklärt, warum wir unterschiedlich anfällig für psychische Belastungen sind.

Der Begriff »Vulnerabilität« bedeutet übersetzt so viel wie Verletzlichkeit oder Empfindlichkeit. Er beschreibt nicht, dass jemand »schwach« ist, sondern dass bestimmte Menschen durch ihre genetische Veranlagung, ihre Lernerfahrung oder biografischen Prägungen schneller aus dem inneren Gleichgewicht geraten können, insbesondere dann, wenn äußere Belastungen dazukommen.

Das Modell geht davon aus, dass jeder Mensch eine individuelle Schwelle hat, ab wann Stress wirklich zur Überforderung wird. Diese Schwelle ist nicht bei allen gleich. Einige bringen von Natur aus oder durch stabile frühe Bindungserfahrungen eine hohe Resilienz mit. Sie verfügen also über viele innere Schutzfaktoren. Andere hingegen haben weniger Puffer, weil sie etwa in ihrer Kindheit viel Unsicherheit erlebt oder nie gelernt haben, wie man sich selbst gut reguliert.

Treffen nun äußere Belastungen wie Konflikte, Überforderung im Job, Verluste oder ein permanentes Gefühl des Nichtgenügens auf eine bereits erhöhte Vulnerabilität, kann das seelische Gleichgewicht erschüttert werden. Es entsteht eine Art Kipppunkt und aus alltäglichem Stress wird eine tiefgreifende emotionale Erschöpfung oder im weiteren Verlauf sogar eine psychische Erkrankung. Wichtig zu verstehen ist:

Merk dir

Nicht der Stress allein macht krank. Es ist das Zusammenspiel aus innerer Verletzlichkeit und äußerem sowie innerem Druck, das darüber entscheidet, wie stark du reagierst oder ob du irgendwann zusammenbrichst.

Dieses Modell hilft, mit dir selbst nachsichtiger umzugehen. Es entlastet von dem Gedanken »Ich müsste doch einfach nur belastbarer sein« und schafft stattdessen Verständnis dafür, warum du so reagierst, wie du reagierst. Vielleicht hast du nie gelernt, mit Druck umzugehen. Vielleicht fehlen dir bestimmte Ressourcen, die andere ganz selbstverständlich mitbringen. Vielleicht war dein Nervensystem schon lange angespannt, bevor der letzte Tropfen das Fass zum Überlaufen brachte.

Und genau deshalb lohnt es sich, hinzuschauen: Was macht dich verletzlich und was stärkt dich? Welche inneren Faktoren, die dich schützen, kannst du aufbauen? Welche äußeren Bedingungen lassen sich verändern? Je bewusster du deine eigene »Stresstoleranz« kennst, desto besser kannst du für dich sorgen, und das nicht nur in Krisenzeiten, sondern auch präventiv. Die Stress-Vulnerabilitätstheorie liefert dir damit keinen weiteren Druck, sondern ein Erklärungsmodell, das dir Orientierung und Mitgefühl für dich selbst schenken kann.

Gedankliche Verstärker, die dein Stressempfinden anheizen

Manchmal hilft es, den Kopf von zu viel Theorie zu entlasten und sich vor Augen zu führen, wie sich stressverstärkende Gedanken im Alltag ganz konkret äußern können. Im Folgenden findest du drei kurze Szenen, die zeigen, wie bestimmte Überzeugungen dein Körpergefühl und deine Stimmung hochschaukeln können, selbst wenn objektiv gar nicht so viel passiert.

Der Deadline-Marathon

Du sitzt spätabends am Schreibtisch und hörst die Uhr ticken. Noch immer bist du nicht fertig mit dem, was du dir für heute vorgenommen hast. In deinem Kopf taucht der Satz auf: »Wenn ich das nicht bis morgen perfekt hinbekomme, werde ich völlig versagen!«

Sofort spürst du, wie dein Herz schneller schlägt und die Schultern sich anspannen. Obwohl nur eine einzige Aufgabe übrig ist, wirkt es wie ein riesiger Berg, den du niemals bezwingen kannst.

Das »Ich darf nicht schwach sein«-Mantra

Du bist eigentlich hundemüde und würdest am liebsten nur fünf Minuten die Augen schließen, aber du glaubst, dir diese Pause nicht nehmen zu dürfen, weil du dir sagst: »Ich muss immer stark sein, sonst denken alle, ich bin faul oder unzuverlässig.«

Dein Körper reagiert mit einer latenten Nervosität: Du wippst mit dem Fuß, hast feuchte Hände und kannst dich auf nichts mehr richtig konzentrieren. An echte Erholung ist gar nicht zu denken, weil du innerlich weiterkämpfst, um nur ja keinen schwachen Eindruck zu hinterlassen.

Die Katastrophendenke

Ein kleiner Zwischenfall, etwa eine verpasste E-Mail oder ein verspäteter Anruf, löst in dir eine Welle von Gedanken aus: »Das wird alles noch schlimmer, ich verliere bestimmt den Anschluss, und dann bricht hier alles zusammen.«

Dein Magen zieht sich zusammen und du merkst, wie dir die Hitze in den Kopf steigt. Mit jeder sich drehenden Gedankenschleife verstärkt sich das Gefühl, dass die Situation außer Kontrolle gerät. Tief im Inneren weißt du, dass ein paar Minuten Verzögerung kein Weltuntergang sind, doch emotional hast du längst auf »Dauerspannung« geschaltet.

Erkennst du dich in einem der Beispiele wieder? Oder fällt dir sogar ein ganz anderes ein, das dich immer wieder in Anspannung versetzt? Je besser du das identifizieren kannst, desto eher wirst du verstehen, dass es oft gar nicht die äußere Situation ist, die dich so sehr stresst, sondern die Geschichte, die du dir innerlich dazu erzählst.

Die »Problemtrance« – wenn du dich in deinen Sorgen verstrickst

Manchmal gibt es Situationen, in denen du das Gefühl hast, geradezu im Problem stecken zu bleiben, ohne einen klaren Ausweg zu sehen. Dieser Zustand wird häufig als Problemtrance bezeichnet. Er stammt ursprünglich aus dem hypnosystemischen Ansatz. Die Wurzeln reichen jedoch zu den Arbeiten von Milton H. Erickson[30] zurück, dem Pionier der modernen Hypnotherapie.

Was ist eine Problemtrance?

Stell dir vor, du kreist gedanklich immer wieder um ein bestimmtes Thema, und je mehr du dich darauf fokussierst, desto auswegloser erscheint es dir. Du bist so sehr auf das Problem fixiert, dass du kaum noch Raum hast, um mögliche Lösungen, Ressourcen oder Alternativen wahrzunehmen. Man spricht von »Trance«, weil du quasi in einen veränderten Bewusstseinszustand gerätst: Deine Aufmerksamkeit ist eng auf das Negative gerichtet, du blendest andere Sichtweisen aus und vertiefst dich immer weiter in das Gefühl des Ausgeliefertseins.

Warum führt Problemtrance zu emotionaler Erschöpfung?

Wenn du dich in einem solchen gedanklichen Tunnel befindest, laufen oft innere Dialoge und Bilder ab, die deine Anspannung zusätzlich steigern. Dein Körper hält sich in Bereitschaft, weil er »Gefahr« wittert, was zu Dauerstress führt. Du schläfst schlechter, fühlst dich schneller gereizt und hast insgesamt das Gefühl, den Überblick zu verlieren. Genau dadurch entsteht eine emotionale Erschöpfung, denn du verbrauchst enorme Mengen an Energie, um immer wieder das gleiche Problem zu durchdenken, ohne einen wirklichen Fortschritt zu erzielen.

- **Fokus auf das Negative:** In der Problemtrance richtest du die Aufmerksamkeit fast ausschließlich auf das, was schiefläuft, was schmerzhaft oder bedrohlich ist. Alles andere, selbst positive Erfahrungen oder Erfolgserlebnisse, tritt in den Hintergrund.
- **Verengte Wahrnehmung:** Unter Stress und Grübeln nimmst du nur bestimmte Aspekte wahr, während du andere Informationen ausblendest. Das kann dazu führen, dass du mögliche Lösungen oder Hilfsangebote gar nicht mehr siehst.
- **Kontinuierliche Selbstverstärkung:** Jede Runde, die du grübelnd drehst, bestärkt die Überzeugung, dass alles ausweglos oder zumindest schwierig ist. Dadurch wird der Stress noch weiter angeheizt, und du spürst die Erschöpfung immer deutlicher.

Warum hilft das Verständnis von Problemtrance?

Wenn du einmal erkannt hast, dass du in einer solchen Trance gefangen sein könntest, gewinnst du einen wichtigen Handlungsspielraum zurück. Du merkst: »Ich bin nicht automatisch Opfer meiner Umstände, sondern meine Wahrnehmung ist gerade stark eingeschränkt.« Dieses Bewusstsein ist oft der erste Schritt, um aktiv gegen die innere Daueranspannung vorzugehen. Es öffnet die Tür zu neuen Ideen und Alternativen, denn sobald du realisierst, dass du in einer Art gedanklichem Tunnel steckst, kannst du dich gezielt um Orientierungshilfen und andere Blickwinkel bemühen.

Im Kontext emotionaler Erschöpfung bedeutet das konkret: Wenn du weißt, dass deine fixierte Aufmerksamkeit auf das Problem dich weiterhin auslaugt, kannst du lernen, dein Bewusstsein zu weiten. Du suchst bewusst nach Lichtblicken, nach kleinen Auswegen oder nach Unterstützung von außen, ganz gleich, ob es um eine Person geht, mit der du reden kannst, oder eine Technik, die dir hilft, deine Gedankenmuster zu durchbrechen. Genau darin liegt die Chance, die Problemtrance zu verlassen und wieder Energie zu gewinnen, statt sich in endlosen Grübeleien zu verlieren.

Ändere die Geschichte – so gelingt's

Das Ändern der eigenen »Geschichte« beginnt damit, dass du dir überhaupt bewusst wirst, *welche* Geschichte du dir erzählst. Viele unserer stressverstärkenden Gedanken laufen so automatisch ab, dass wir sie kaum wahrnehmen. Doch genau da liegt der Schlüssel: Wenn du dir Zeit nimmst, deine inneren Monologe zu beobachten, kannst du aktiv an ihnen arbeiten, statt sie einfach weiter im Hintergrund wirken zu lassen. Hier ein paar Schritte, wie du deine Geschichte Stück für Stück umschreiben kannst:

Selbstbeobachtung und Identifikation

Im ersten Schritt geht es darum, deine Denkstrukturen sichtbar zu machen. Spüre in dich hinein. Welche Sätze tauchen immer wieder auf, wenn du dich angespannt oder überfordert fühlst? Dazu hast du weiter oben schon einige Übungen absolviert, die dir helfen können.

Vielleicht hörst du so etwas wie »Ich darf auf keinen Fall scheitern« oder »Niemand nimmt mich ernst, wenn ich nicht ...«. Notiere dir solche Gedanken in einem Notizbuch oder Smartphone, sobald du ihrer gewahr wirst. Das bewusste Sammeln hilft dir, typische Muster zu erkennen.

Hinterfragen und validieren

Wenn du einen stressverstärkenden Satz identifiziert hast, stell dir Fragen wie: »Ist das wirklich wahr?« und »Was spricht dafür, was dagegen?«. Oft merken wir bei genauerem Hinsehen, dass wir uns Szenarien ausmalen, die gar nicht zutreffen oder stark übertrieben sind. Stell dir vor, eine gute Freundin würde dir gegenüber dieselben Überzeugungen äußern: Würdest du ihr auch so vehement zustimmen?

Neubewertung (Reframing)

Hast du erkannt, dass dein Gedanke verzerrt oder überzogen ist, kannst du ihn umformulieren. Es geht dabei nicht um rosarote Schönfärberei, sondern um eine realistischere Sicht. Beispiel:

- **Alter Gedanke:** »Ich muss immer perfekt funktionieren, sonst verliere ich alle Anerkennung.«
- **Neuer Gedanke:** »Ich darf Fehler machen, ohne dass mich alle fallen lassen. Perfektion ist kein realistischer Maßstab.«

Das klingt anfangs vielleicht ungewohnt, doch je öfter du dir die neue Formulierung vorsagst, desto mehr speicherst du sie als sinnvolle Alternative in deinem Gedächtnis ab.

Gefühle wahrnehmen

Sobald du deinen alten Gedanken hinterfragst und umformst, merkst du vielleicht, dass du dich innerlich etwas beruhigst. Achte auf deine körperlichen Signale: Wird dein Atem tiefer? Lockern sich deine Schultern ein wenig? Diese minimalen Veränderungen sind Indizien dafür, dass du dich wirklich auf den neuen Gedanken einlässt und sich deine innere Spannung löst.

Ins Tun kommen

Neues Denken bleibt Theorie, wenn du es nicht ausprobierst. Trau dich, kleine Schritte zu gehen, die deiner veränderten Sichtweise entsprechen.

- Hast du dich beispielsweise lange nicht getraut, dir eine Auszeit zu nehmen, weil du »immer stark sein musst«? Versuch nun bewusst, eine Pause einzulegen, und beobachte, was wirklich passiert. In den meisten Fällen wirst du feststellen, dass deine Befürchtungen nicht eintreten und du dabei weder deine Leistungsfähigkeit noch deine sozialen Kontakte verlierst.
- Fehlt dir die Zuversicht, einen schwierigen Anruf zu tätigen? Sag dir bewusst: »Ein einzelnes Telefonat definiert nicht meinen Wert.« Dann wähle die Nummer und beobachte, wie du dich danach fühlst.

Merk dir

Nicht immer gelingt alles sofort. Scheitern ist Teil des Prozesses und ein Zeichen, dass du dich entwickelst, denn wer noch nicht einmal Fehler macht, macht höchstwahrscheinlich nicht viel.

Übung macht den Unterschied

Denk daran: Deine alten Geschichten haben sich über Jahre oder gar Jahrzehnte etabliert. Es braucht Zeit und Wiederholung, um sie zu lockern und eine neue innere Erzählung zu kreieren. Jeder Moment, in dem du es schaffst, einen automatisch ablaufenden Gedanken zu hinterfragen und umzudeuten, ist ein kleiner Sieg für dich. Mit jedem dieser Siege gewinnst du mehr Gelassenheit und ein sich allmählich wandelndes Selbstbild.

Hierbei geht es nicht darum, Schwierigkeiten zu verdrängen oder die Welt durch eine rosa Brille zu sehen. Vielmehr bedeutet es, mit realistischem Blick und einem freundlicheren Umgang mit dir selbst auf deine eigenen Muster zu schauen. Es bedeutet, dir bewusst zu machen, welche Gedanken dich in Dauerschleifen von Stress und Anspannung gefangen halten, und dir dann die Chance zu geben, diese behutsam umzuschreiben. Du lernst allmählich, mit mehr Verständnis auf dich selbst zu blicken. Indem du dir erlaubst, alte und belastende Überzeugungen zu hinterfragen, löst du innere Blockaden und gewinnst neuen Raum für mehr Gelassenheit und Erholung. So befreist du dich langsam, aber nachhaltig aus dem Teufelskreislauf der emotionalen Erschöpfung.

Konsequenzen für deine Gesundheit – warum emotionale Erschöpfung weit mehr als nur ein Gefühl ist

Emotionale Erschöpfung bleibt nicht im Kopf – sie hinterlässt Spuren im gesamten Organismus. Stress, besonders, wenn er dauerhaft anhält, kann eine Vielzahl körperlicher Reaktionen auslösen, die auf Dauer ernsthafte gesundheitliche Folgen haben. Deshalb ist es wichtig, genauer hinzuschauen: Wie wirkt sich chronischer Stress konkret auf deinen Körper aus?

In diesem Abschnitt möchte ich dir genau zeigen, wie emotionale Dauerbelastung den Körper beeinflusst, und verdeutlichen, dass es wichtig ist, die Signale ernst zu nehmen.

Dein Herz-Kreislauf-System in ständiger Anspannung

Wenn du ständig unter Druck stehst und kaum noch zur Ruhe kommst, reagiert dein Herz-Kreislauf-System direkt und deutlich. Vielleicht hast du es selbst schon bemerkt: Dein Puls ist schneller, dein Herz klopft bis in den Hals oder gerät plötzlich ins Stolpern. Auch dein Blutdruck kann dauerhaft erhöht sein, ohne dass du es gleich bewusst wahrnimmst. Diese ständige Alarmbereitschaft im Körper, ausgelöst durch anhaltenden Stress, bleibt nicht folgenlos. Langfristig erhöht sie das Risiko für Bluthochdruck, Herzrhythmusstörungen und andere kardiovaskuläre Beschwerden.

Die Stresshormone Cortisol und Adrenalin, die unter Dauerbelastung permanent in deinem System zirkulieren, wirken auf dein Herz wie ein Fuß, der ununterbrochen aufs Gaspedal drückt, auch wenn du eigentlich anhalten solltest. Und genau wie ein Auto, das im Leerlauf überdreht, beginnt dein Körper irgendwann zu verschleißen.

Dein Magen-Darm-Trakt reagiert empfindlich

Du kennst dieses flau-ziehende Gefühl im Magen, wenn du nervös bist oder unter Anspannung stehst. Doch wenn solche Stressphasen nicht vorübergehen, sondern sich über Wochen oder gar Monate hinziehen, kann sich dein Verdauungssystem regelrecht dagegen auflehnen. Plötzlich treten Beschwerden auf, die dich zusätzlich belasten: Magenschmerzen, Übelkeit, Völlegefühl, Blähungen oder Durchfall.

Dein Magen reagiert auf emotionale Dauerbelastung, als würde eine ständige Bedrohung im Raum stehen. Die Magensäureproduktion fährt hoch, der ganze Verdauungstrakt gerät aus dem Gleichgewicht. Auf Dauer kann das nicht nur zu einer gereizten Magenschleimhaut (Gastritis) führen, sondern auch zu chronischen Beschwerden wie dem Reizdarmsyndrom. Was uns innerlich überfordert, wirkt sich oft genau hier aus: in der Mitte des Körpers, wo vieles verdaut werden will – emotional wie körperlich.

Dein Immunsystem wird geschwächt

Eine weitere, oft unterschätzte Folge emotionaler Erschöpfung betrifft dein Immunsystem. Wenn du dich über lange Zeit ausgelaugt und innerlich leer fühlst, werden nicht nur deine psychischen Ressourcen knapp, auch deine körperlichen Abwehrkräfte geraten ins Wanken. Vielleicht hast du schon bemerkt, dass du in solchen Phasen häufiger krank wirst: Erkältungen, Infekte oder andere Beschwerden schleichen sich schneller ein und halten sich hartnäckiger. Das ist kein Zufall. Dauerstress und die damit verbundene Ausschüttung von Stresshormonen belasten dein Immunsystem erheblich. Die körpereigene Abwehr wird geschwächt, weil dein Organismus im Überlebensmodus keine Ressourcen mehr für langfristigen Schutz bereitstellt. Stress wirkt immunsuppressiv. Das heißt, er unterdrückt gezielt deine Abwehrmechanismen. Emotionale Erschöpfung macht dich damit nicht nur innerlich angreifbar, sondern auch körperlich verletzlicher.

Deine Haut verändert sich

Auch unsere Haut bleibt bei Erschöpfung und Stress nicht unberührt. Stress kann sichtbare Spuren hinterlassen, und das im wahrsten Sinne des Wortes. Plötzlich treten Hautirritationen auf, Rötungen, Ekzeme oder Juckreiz, manchmal auch ein unruhiges Hautbild, das scheinbar »aus dem Nichts« entsteht. Die Haut reagiert oft dort, wo Worte fehlen. Sie wird zur Projektionsfläche für das, was innerlich tobt oder erschöpft zum Erliegen kommt. In der psychosomatischen Sprache heißt es nicht umsonst, dass uns etwas »unter die Haut geht«.

Paula hat sich längst an die vielen kleinen körperlichen Beschwerden gewöhnt, die sie Tag für Tag begleiten. Es fängt meist schon morgens an, direkt nach dem Aufwachen: Ihr Herz schlägt schneller, als habe sie bereits eine anstrengende Situation hinter sich. Anfangs schiebt sie das auf schlechten Schlaf oder zu viel Kaffee am Vortag. Doch auch im Laufe des Tages beruhigt sich ihr Puls kaum. Immer wieder ertappt sie sich dabei, wie sie unbewusst eine Hand auf die Brust legt, weil sie das unangenehme Klopfen spürt.

Gleichzeitig bemerkt Paula immer häufiger Probleme mit ihrem Magen-Darm-Trakt. Besonders vor wichtigen Terminen oder Gesprächen fühlt sie sich schlecht, ihr ist übel, und manchmal verspürt sie ein unangenehmes Ziehen oder sogar Krämpfe. Zunächst glaubt sie, etwas Falsches gegessen zu haben, aber irgendwann fällt ihr auf, dass die Symptome verlässlich immer dann auftreten, wenn sie sich besonders angespannt oder unsicher fühlt.

Hinzu kommt, dass Paula ständig müde und anfällig für Infekte ist. Früher wurde sie nur selten krank, doch mittlerweile scheint sie jede Erkältung mitzunehmen, die in ihrem Umfeld herumgeht. Selbst kleine Infekte dauern deutlich länger, bis sie sich vollständig erholt. Sie kann nicht genau erklären, warum, sie achtet schließlich auf Ernährung, zieht sich warm an und schläft ausreichend. Trotzdem ist ihr Körper offensichtlich nicht mehr in der Lage, sich gegen Krankheitserreger zu wehren.

All diese Beschwerden führen dazu, dass Paula sich noch erschöpfter fühlt als zuvor. Ihr wird langsam bewusst, dass ihr Körper ihr auf seine eigene Weise deutlich machen will, wie ernst die Situation inzwischen ist. Die emotionale Anspannung und der Dauerstress, denen sie ständig ausgesetzt ist, zeigen sich nun nicht nur in ihrer Stimmung, sondern zunehmend auch als konkrete und spürbare körperliche Probleme.

Was bedeutet das nun für dich ganz praktisch? All diese körperlichen Konsequenzen machen deutlich, dass emotionale Erschöpfung weit mehr ist als nur ein unangenehmes Gefühl, das wieder vergeht. Es ist eine ernst zu nehmende Belastung für deinen ganzen Körper, die messbare und spürbare Auswirkungen auf deine Gesundheit hat. Gerade weil es sich dabei nicht um »Einbildung« handelt, solltest du aufmerksam sein, wenn dein Körper dir solche Signale sendet.

Sobald du erkennst, dass deine körperlichen Beschwerden eine Folge deiner seelischen Verfassung sein könnten (bitte immer vorher ärztlich abklären), hast du die Möglichkeit, früher gegenzusteuern.

Erste Wege aus der Stressfalle – kleine Alltagshelfer gegen die Daueranspannung

Wenn du erst mal bemerkst, wie sehr dich der Stress in den Kreislauf aus Anspannung und Erschöpfung gezogen hat, kann das ziemlich entmutigend wirken. Doch du musst nicht direkt dein ganzes Leben umkrempeln, um erste spürbare Veränderungen zu erreichen. Oft reichen schon kleine Helfer, die dich im Alltag unterstützen und Luft holen lassen. In den nachfolgenden Kapiteln wirst du ausführlichere Strategien kennenlernen, doch hier bekommst du eine Handvoll erster Anregungen, die du unmittelbar umsetzen kannst.

Mini-Pausen bewusst gestalten

Kennst du das Gefühl, dass selbst ein kurzer Gang in die Küche oder eine scheinbar sinnlose Minute am Fenster dir beinahe wie verschwendete Zeit vorkommt? Aber genau in diesen Mini-Pausen liegt oft der Schlüssel, deinen Kopf einmal ganz kurz zur Ruhe zu bringen. Versuch es doch einfach mal: Schalte deinen Laptop einen Moment in den Ruhemodus, leg das Handy beiseite und atme drei, vier Mal ganz bewusst ein und aus. Oft reichen schon diese Momente, um den Druck von den Schultern zu nehmen und den Körper daran zu erinnern, dass gerade keine akute Gefahr vorliegt.

Achtsame Atemübung

Bei Stress atmen wir häufig flach und heben nur den Brustkorb. Wenn du merkst, dass dein Puls rast oder du dich unruhig fühlst, konzentriere dich für ein paar Momente ganz auf deine Atmung. Leg eine Hand auf deinen Bauch und spüre, wie er sich beim Einatmen hebt und beim Ausatmen senkt. Bleib dabei ruhig stehen oder sitzen, bis du wieder einen gleichmäßigen Rhythmus gefunden hast. Du wirst merken, wie ein paar tiefe Atemzüge schon einen großen Unterschied machen können.

Bewegung und Frischluft

Es klingt banal, kann aber Wunder wirken: Ein kurzer Spaziergang oder ein paar Dehnübungen lockern nicht nur verspannte Muskeln, sondern geben dir auch einen kleinen Perspektivwechsel. Vor allem wenn du gefühlt den ganzen Tag drinnen vor dem Bildschirm sitzt, ist ein Gang an die frische Luft oft wie ein kurzer Reset für dein Gehirn. Selbst fünf Minuten können helfen, die Gedanken zu sortieren und dich wieder etwas mehr mit dir selbst zu verbinden.

Alltagsroutinen etablieren

In Phasen hoher Belastung fällt es dir vielleicht schwer, größere Maßnahmen zu ergreifen. Was aber gut funktioniert, sind kleine, wiederkehrende Rituale, die dir Halt und Struktur geben. Vielleicht entscheidest du dich, jeden Abend für fünf Minuten zu schreiben, was dich beschäftigt, oder jeden Morgen beim Frühstück eine Tasse Tee ganz bewusst zu trinken, ohne Handy und ohne Eile. Solche festen Rituale wirken wie kleine Anker, an denen du dich festhalten kannst, wenn rundherum alles hektisch wird.

Gedanken »auslagern«

Ein weiterer nützlicher Helfer, wenn die Gedanken immerzu kreisen: Schreib auf, was dir durch den Kopf geht. Dabei geht es nicht darum, Probleme umfassend zu lösen, sondern deine innere Anspannung zu verringern, indem du die Gedanken aus deinem Kopf auf ein Blatt Papier (oder ins Handy) bringst. Du schaffst dir so einen kleinen Zwischenraum, in dem du sehen kannst: »Okay, da sind Dinge, die mich stressen, aber ich kann sie mir anschauen, anstatt sie unentwegt im Hinterkopf zu tragen.«

Gelassener Umgang mit To-dos

Wenn du spürst, dass deine Aufgabenliste immer länger wird, versuche, sie in machbare Portionen zu unterteilen. Frag dich, »Was ist wirklich wichtig?«, und setze realistische Prioritäten. Erlaube dir zwischendurch zu überprüfen, ob du vielleicht zu viel Verantwortung allein trägst. Manchmal kann es helfen, eine Aufgabe zu delegieren oder offen zuzugeben, dass du mehr Zeit brauchst. Auch das sind kleine Schritte, die deinem Kopf signalisieren: »Ich muss nicht alles sofort perfekt erledigen.«

All diese Alltagshelfer sind keine Wundermittel und ersetzen nicht tiefer gehende Maßnahmen, die du im folgenden Kapitel kennenlernen wirst. Aber sie können dir erste Atempausen im hektischen Alltag verschaffen und dir deutlich machen, dass du deinem Stress nicht hilflos ausgeliefert bist. Schon kleine Rituale und Unterbrechungen können den Dauerdruck abfedern und dir einen Vorgeschmack darauf geben, wie sich innere Entlastung anfühlt. Sobald du merkst, dass du ein wenig mehr Luft bekommst, wirst du auch offener dafür sein, die tiefer liegenden Mechanismen und Glaubenssätze zu bearbeiten, die deine Erschöpfung immer wieder neu anheizen.

EIN INNERER KOMPASS – DEIN PERSÖNLICHER WEGWEISER FÜR EIN KRAFTVOLLES LEBEN JENSEITS DER ERSCHÖPFUNG

Wenn du es bis hierher geschafft hast, dann hast du dich bereits mit vielem auseinandergesetzt: mit deiner Erschöpfung, mit dem, was dich innerlich antreibt oder lähmt, mit deinen Beziehungen, deinen Gedanken, deinen Gefühlen und mit dem Stress, der manchmal wie ein ständiger Begleiter an deiner Seite steht. Du hast gelernt, zu erkennen, wann dein Körper in Daueranspannung ist, wann deine Gedanken dich in Endlosschleifen festhalten und wie eng all das mit deiner emotionalen Erschöpfung verknüpft ist. Und du hast erste Möglichkeiten entdeckt, wie du dich entlasten, zur Ruhe kommen und dir selbst wieder näher sein kannst.

Doch damit dein Weg nicht bei der ersten Erleichterung aufhört, sondern in eine echte Veränderung führt, braucht es mehr. Es braucht etwas, das dich trägt, wenn die alten Muster wieder anklopfen. Etwas, das dich ausrichtet, wenn du dich verloren fühlst. Und etwas, das dich erinnert: Du darfst entscheiden, wie du leben willst.

Jetzt ist der Moment, in dem du einen inneren Kompass entwickeln darfst. Kein starres Konzept, keine To-do-Liste für noch mehr Achtsamkeit. Sondern ein liebevoller Blick auf dein Leben, ausgerichtet an dem, was dir wirklich wichtig ist.

WER BIST DU – FERNAB VON LEISTUNG?

In Momenten der Erschöpfung taucht sie oft plötzlich auf, diese leise, eindringliche Frage: »Wer bist du eigentlich, wenn du nichts mehr gibst, nichts mehr schaffst, nichts mehr ›leistest‹?« Wenn du still wirst, wenn der Alltag dich nicht mehr trägt und du keine Kraft mehr hast, deine Rollen zu erfüllen. Was bleibt dann noch von dir?

Wir identifizieren uns über die Jahre hinweg mit bestimmten Bildern von uns selbst, zum Beispiel: Du bist die, die immer stark ist. Die, die für andere da ist. Die, die funktioniert, auch wenn sie innerlich längst leerläuft. Und vielleicht wurde genau das, dieses ständige Funktionieren, irgendwann zu einem Teil deiner Identität. So stark, dass du dich selbst kaum noch spürst, wenn du einmal innehältst.

Du bist nicht deine Leistung. Du bist nicht das, was du tust. Du bist nicht die Anerkennung, die du bekommst, oder der Applaus, den du manchmal brauchst, um dich lebendig zu fühlen. Du bist ein Mensch mit Bedürfnissen, mit Zweifeln, mit einer Geschichte. Und mit einem inneren Kern, der oft verschüttet liegt unter all den Anforderungen, Erwartungen und Ansprüchen.

Merk dir

Vielleicht ist genau jetzt die Zeit, dich zu fragen: Wer bist du, wenn niemand etwas von dir will? Wer bist du, wenn du dich nicht beweisen musst?

In der emotionalen Erschöpfung liegt oft eine Einladung verborgen. Ja, eine schmerzhafte, aber eine klare. Sie sagt dir: Schau hin. Du kannst nicht länger an dir vorbeileben. Du darfst zurückkehren, zurück zu dem, was dich im Innersten ausmacht.

Das bedeutet nicht, dass du plötzlich alles stehen und liegen lassen musst. Aber es bedeutet, dass du dich auf die Suche machst nach deiner Wahrheit. Dass du anfängst, dich nicht mehr nur durch deine Aufgaben zu definieren, sondern durch dein Wesen. Und dass du den Mut aufbringst, diese Frage *nicht* sofort zu beantworten, sondern ihr Raum zu geben.

Manchmal braucht es genau das: eine Weile nicht zu wissen, wer man ist, um es langsam wieder zu entdecken.

Reflexionsfragen:

Welche drei Qualitäten bleiben, wenn Rollen, Titel und Aufgaben abfallen?

Woran merkst du in deinem Körper, dass du bei dir ankommst?

Welche Grenzen würdest du setzen, wenn Schuldgefühle keine Rolle spielten?

Was ist dir heilig und nicht verhandelbar in deinem Leben?

Welche Beziehungen halten dich, weil du bist – nicht, weil du gibst?

Wofür hast du dich als Kind begeistert, bevor Leistung wichtig wurde?

Wenn deine Erschöpfung eine Botschaft hätte: Was will sie dir sagen?

WAS IST DIR WIRKLICH WICHTIG? – WERTE ALS INNERE AUSRICHTUNG

Wenn du lange Zeit im Funktionsmodus gelebt hast, verlierst du leicht das Gespür dafür, was dir eigentlich wichtig ist. Was dir wirklich etwas bedeutet. Was dich tief berührt. Denn wenn der Alltag nur noch daraus besteht, zu erledigen, zu reagieren, zu halten, bleibt kein Platz für die Frage nach Sinn und Ausrichtung.

Doch gerade dann, wenn du beginnst, dich aus der Erschöpfung herauszuarbeiten, kann es heilsam sein, dich deinen Werten zuzuwenden. Werte sind wie innere Wegweiser, sie zeigen dir, in welche Richtung du dich bewegen willst. Nicht, weil du musst, sondern weil es sich stimmig anfühlt.

Vielleicht ist dir Klarheit wichtig. Oder Ruhe. Vielleicht ist es Aufrichtigkeit, Mitgefühl, Freiheit oder Tiefe. Es müssen keine großen Begriffe sein. Manchmal sind es leise Werte, die uns tragen. So etwas wie: Ich möchte mich verbunden fühlen. Ich möchte in meinem Tempo leben. Ich möchte in Beziehungen auf Augenhöhe sein. Ich möchte atmen dürfen, ohne mich rechtfertigen zu müssen.

Wenn du weißt, was dir wichtig ist, kannst du auch erkennen, warum dich manches so auslaugt. Denn häufig geraten wir dann in Erschöpfung, wenn wir gegen unsere eigenen Werte leben.

Wenn dir zum Beispiel Ehrlichkeit wichtig ist, du aber in einem Umfeld arbeitest, in dem dauernd Taktieren und Verschweigen nötig sind, wirst du dich auf Dauer unwohl fühlen, vielleicht sogar erschöpft. Wenn dir Freiheit wichtig ist, du aber permanent in Abhängigkeit lebst, innerlich oder äußerlich, wird dein System irgendwann rebellieren.

Deine Werte zu kennen, hilft dir dabei, wieder Übereinstimmung zu schaffen. Und zwar zwischen deinem Innen und deinem Außen. Das entlastet. Es macht dich klarer. Es schenkt dir Orientierung, wenn du das Gefühl hast, dich verloren zu haben.

Reflexionsfragen zu Werten

Nimm dir einen Moment Zeit und frage dich:

- Was macht dein Leben lebenswert?
- Was fehlt dir, wenn du nicht mehr spürst, wofür du lebst?
- Welche Werte haben dich vielleicht früher getragen und dürfen heute wieder Platz bekommen?

Schreib alles auf. Oder fühle einfach in dich hinein. Du musst nicht sofort wissen, wie du deine Werte umsetzen sollst. Aber du darfst anfangen, ihnen wieder zuzuhören. Denn Werte sind keine Checklisten. Sie sind wie ein inneres Flüstern. Wenn du ihnen folgst, wird der Weg zwar oft schwieriger, aber klarer.

WIE MÖCHTEST DU LEBEN UND MIT WEM?

Sobald du spürst, was dir wirklich wichtig ist, stellt sich ganz natürlich die nächste Frage: *Wie möchtest du eigentlich leben?* Und noch genauer: *Mit wem möchtest du deine Zeit, deine Kraft, dein Dasein teilen?*

Wenn du lange in einem Zustand der Erschöpfung gelebt hast, hast du vielleicht begonnen, dich innerlich zurückzuziehen. Nicht weil du unsozial bist, sondern weil dein System nicht mehr kann. Weil du dich irgendwann nicht mehr gesehen, nicht gehört, nicht verstanden gefühlt hast. Und weil du oft das Gefühl hattest, mehr zu geben, als du zurückbekommst.

Doch diese Frage ist keine Einladung zur Isolation. Ganz und gar nicht. Sie ist eine Einladung zur bewussten Verbindung. Wer darf an deiner Seite sein und unter welchen Bedingungen? Der letzte Part hört sich möglicherweise streng an. Doch schau:

Vielleicht gibt es Menschen in deinem Leben, die dich nähren, dich stärken, mit denen du ganz du selbst sein kannst. Und vielleicht gibt es auch Menschen, die dich immer wieder an deine Grenzen bringen, die Erwartungen stellen, dich verunsichern, kleinhalten oder einfach nicht mehr zu deinem jetzigen Lebensgefühl passen. Das klingt schmerzhaft, und das ist es sehr oft auch. Denn Beziehungen verändern sich, genau wie du dich veränderst. Und es braucht Mut, dir einzugestehen, was du wirklich brauchst. Nähe, Ruhe, Offenheit, Humor, Tiefe? Und ebenso Mut, dir einzugestehen, wenn etwas nicht mehr trägt.

Merk dir

Du darfst wählen: wer an deinem Tisch sitzt, wem du zuhören willst, wem du Raum geben möchtest und wen du in Liebe loslassen darfst.

Denn wie du leben willst, hat auch mit deiner Umgebung zu tun. Mit dem, was dich umgibt: in Beziehungen, aber auch im Alltag. Möchtest du Lärm oder in der Stille leben? Schnell oder langsam? Dicht oder weit? Magst du Struktur oder Freiheit? Und was davon entspricht dir wirklich und was hast du übernommen, weil man es eben so macht oder von dir erwartet?

Reflexionsfragen dazu, wie du leben willst

Nimm dir etwas Zeit und notiere ganz frei:

- Welche Menschen in deinem Leben nähren dich, berühren dich, lassen dich aufatmen?
- Was wünschst du dir in deinen Beziehungen und was fehlt dir?

- Welche Menschen bringen Unruhe, Schwere oder Schuldgefühle mit sich?
- Welche Lebensbereiche fühlen sich lebendig an und wo erlebst du Leere oder Widerstand?

Sei ehrlich mit dir, ohne dich zu verurteilen. Es geht nicht um ein »Aussortieren«, sondern um ein liebevolles Klarwerden darüber, was du brauchst, um gesund zu bleiben – seelisch wie körperlich.

ZWISCHEN NÄHE UND ABGRENZUNG – WENN MENSCHEN UNS FORDERN

Nicht jede Unruhe, die ein Mensch in dir auslöst, ist ein Zeichen dafür, dass du ihn loslassen solltest. Nicht jedes Schuldgefühl ist eine Botschaft, dass du etwas falsch gemacht hast. Und nicht jeder Widerstand ist ein Warnsignal, dass du dich schützen musst.

Manche Menschen spiegeln uns auf schmerzhafte Weise etwas, das in uns noch nicht ganz heil ist. Sie berühren Wunden, die älter sind als sie selbst. Sie fordern dich, nicht um dich zu verletzen, sondern um dich aufzuwecken. Um dir zu zeigen, wo es noch etwas zu entdecken, zu heilen, zu befreien gibt. Solche Begegnungen sind unbequem, manchmal herausfordernd, aber sie können wachstumsfördernd sein.

Andere wiederum überschreiten immer wieder Grenzen, ohne Rücksicht. Sie bringen dich aus dem Gleichgewicht, ohne je zu fragen, ob du das überhaupt willst oder tragen kannst. Ihre Worte oder ihr Verhalten kosten dich mehr Kraft, als sie je zurückgeben. Und wenn du ganz ehrlich bist, spürst du, dass es weniger um Reibung geht. Es geht mehr um einen schleichenden Energieverlust.

Es ist wichtig, unterscheiden zu lernen …

- zwischen Menschen, die dich fordern, und solchen, die dich verbrennen,
- zwischen Wachstumsschmerz und seelischer Erschöpfung,
- zwischen einem ehrlichen Spiegel und einem dauerhaften Schaden.

Diese Unterscheidung ist nicht immer leicht. Gerade wenn du mit Schuldgefühlen oder Unsicherheiten kämpfst, kann es sein, dass du die Verletzungen in dir selbst suchst oder sie nach außen projizierst, statt klar zu sehen, was dir wirklich nicht guttut. Doch genau deshalb ist es so wichtig, innezuhalten.

REFLEXION – BEGEGNUNGEN SORTIEREN

Nimm dir ein Blatt Papier und unterteile es in zwei Spalten. Überschreibe die eine mit: *»Wer fordert mich und stärkt mich dennoch?«* Die andere mit: *»Wer fordert mich und raubt mir die Kraft?«*

Geh dabei nicht nur nach kurzfristigen Gefühlen. Manchmal ist Reibung ein Zeichen dafür, dass du in etwas hineinwächst. Achte darauf, wie du dich nach Begegnungen fühlst: leer oder klarer? Kleiner oder verbundener?

Diese Unterscheidung wird dir helfen, mit mehr Ruhe und innerer Klarheit zu entscheiden, wen du wirklich loslassen möchtest und wo vielleicht nur deine alten Schutzmuster angesprochen werden. Denn manchmal heißt es nicht »Geh«, sondern »Bleib«. Und manchmal heißt es eben doch: Ich danke dir und jetzt gehe ich. In beiden Fällen ist es ein Akt der Selbstachtung.

WAS DARFST DU LOSLASSEN – MIT LIEBE?

Loslassen ist eines der schmerzhaftesten und zugleich heilsamsten Themen, wenn du dich aus einem Zustand emotionaler Erschöpfung herausbewegen willst. Denn solange du versuchst, alles festzuhalten – die Rollen, die du spielst, die Erwartungen, die du erfüllen willst, die alten Bilder von dir selbst –, bleibt kaum Raum zum Atmen.

Loslassen bedeutet nicht, gleichgültig zu werden. Es bedeutet nicht, dass dir etwas egal sein muss. Im Gegenteil: Wahres Loslassen geschieht mit Liebe. Aus der Erkenntnis heraus, dass etwas nicht mehr nährt, dass es dich nicht mehr trägt, dass es dich eher festhält als begleitet.

Möglicherweise ist es ein alter Glaubenssatz, den du gehen lassen darfst, wie »Ich muss erst leisten, um geliebt zu werden«. Vielleicht ist es eine alte Beziehung, eine Rolle, ein Anspruch an dich selbst. Oder ein Stück Vergangenheit, das dich festhält, obwohl es längst vorbei ist.

Merk dir

Loslassen bedeutet, dich zu befreien. Nicht von der Verantwortung, sondern von dem Schmerz, den du unnötig weiterträgst.

Und manchmal ist Loslassen ein leiser Prozess. Kein großer Einschnitt, sondern ein inneres Zurücktreten. Ein tiefes Ausatmen. Ein sanftes Erkennen: »Ich muss das nicht mehr mit mir tragen.«

Loslassen schafft Raum. Nicht sofort, nicht ohne Schmerz. Aber in diesem Raum entsteht etwas Neues. Etwas, das dich nicht mehr zieht, sondern trägt. Du brauchst nicht alles zu wissen, um loslassen zu dürfen. Es reicht, dass du es fühlst und dass du beginnst, dich selbst wieder zu achten.

Und vielleicht spürst du dabei auch etwas ganz Unerwartetes: *Loslassen nimmt dir nicht die Kontrolle – es gibt dir eine neue zurück.*

Denn solange du versuchst, alles festzuhalten: Menschen, Rollen, alte Geschichten, Erwartungen, verlierst du die Verbindung zu dem, was du wirklich beeinflussen kannst: dein inneres Erleben. Deinen Umgang mit dir. Deine Haltung gegenüber dem Leben.

Plötzlich musst du nicht mehr alles verstehen, nicht mehr alles festhalten, nicht mehr kämpfen. Du wirst freier in deinen Entscheidungen, klarer in deinen Grenzen. Du lernst, dich selbst besser zu regulieren. Nicht zur Kontrolle, sondern aus Vertrauen. Vertrauen in dich. In deinen Weg. In deine Fähigkeiten, mit dem Leben zu gehen, auch wenn es sich nicht immer planen lässt. Und mit diesem Vertrauen wird es leichter. Nicht sofort. Aber langsam. In kleinen Schritten. Im Ausatmen. Im Loslassen. Im Wiederfinden deiner eigenen Kraft.

LOSLASSEN IN KLEINEN SCHRITTEN

Nimm ein leeres Blatt Papier und schreibe oben: *Was darf ich gehen lassen, weil es mir nicht mehr dient?*

Dann schreib ohne viel Nachdenken alles auf, was kommt. Worte, Gedanken, Namen, Bilder. Es darf wirr sein, unvollständig, widersprüchlich. Es ist kein Brief an jemanden, sondern es ist eine Klärung für dich selbst.

Wenn du möchtest, kannst du das Blatt anschließend bewusst zerreißen oder in einen Fluss oder Bach werfen. Manche verbrennen es in einer feuerfesten Schale. Nicht als symbolischen Schlussstrich, sondern als liebevolle Geste: *Ich würdige, was war. Und jetzt darf es gehen.*

Merk dir

Loslassen heißt nicht: Du hast keinen Einfluss mehr. Es heißt: Du richtest deine Energie auf das, was in deiner Hand liegt, und löst dich von dem, was dich nur festhält.

WIE KANNST DU DIR SELBST MIT MEHR MITGEFÜHL BEGEGNEN?

Du hast viel getragen. Viel geleistet. Viel ausgehalten. Vielleicht sogar viel ertragen, ohne dass es jemand wirklich gesehen hat. Und vielleicht hast du dabei gelernt, stark zu sein, auch dann, wenn du innerlich längst müde warst.

Doch mit Stärke kam oft auch etwas anderes: Härte. Nicht unbedingt nach außen, aber nach innen. Eine leise, ständige Stimme, die dich antreibt. Die dich kritisiert, wenn du schwach bist. Die dich erinnert, dass du »funktionieren« musst. Die dir vielleicht sogar sagt, dass du es nicht »richtig machst«, wenn du erschöpft bist. Genau an dieser Stelle beginnt Mitgefühl. Nicht für andere, sondern für dich selbst.

Selbstmitgefühl ist kein Schönreden. Kein »Jetzt sei mal nett zu dir« und auch keine Einladung, dich einfach treiben zu lassen. Es ist vielmehr eine bewusste Haltung: Du erkennst an, dass du leidest, und du entscheidest dich, dir in diesem Leiden nicht noch zusätzlich wehzutun.

Du hörst auf, dich innerlich zu verurteilen, weil du nicht mehr kannst. Du hörst auf, dich abzuwerten, wenn du traurig bist, wütend oder unsicher. Du beginnst, dich zu begleiten, so wie du es vielleicht bei einem geliebten Menschen tun würdest, der durch eine schwere Zeit geht.

Merk dir

Selbstmitgefühl heißt: Du bist auf deiner Seite. Auch wenn du fällst. Auch wenn du nicht perfekt bist. Auch wenn du zweifelst.

Diese Haltung ist tief heilsam. Sie bringt Ruhe in dein Nervensystem. Sie unterbricht die Spiralen aus Druck und Selbstverurteilung. Und sie erlaubt dir, weich zu werden, ohne schwach zu sein.

DER LIEBEVOLLE INNERE DIALOG

Such dir einen ruhigen Moment. Setz dich bequem hin, schließ vielleicht die Augen. Stell dir vor, du begegnest deinem erschöpften Ich. Nicht dem funktionierenden, nicht dem zielgerichteten, sondern dem müden, verletzlichen Teil in dir. Und dann sprich innerlich ein paar Sätze zu diesem Teil. Sätze wie:

- Ich sehe, wie schwer es gerade für dich ist.
- Du musst das nicht allein schaffen.
- Du darfst Pause machen. Auch jetzt. Auch ohne Erklärung.
- Ich bin hier. Ich geh nicht weg.

Lass die Sätze auf dich wirken. Vielleicht merkst du, dass sie dich berühren. Vielleicht fließen Tränen. Vielleicht spürst du auch nur Stille. Alles ist erlaubt. Es geht nicht um Drama, sondern um Verbindung.

Selbstmitgefühl ist ein Weg. Ein langsamer, aber kraftvoller. Je öfter du dir erlaubst, auf deiner eigenen Seite zu stehen, desto weniger brauchst du kämpfen. Nicht gegen dich, nicht gegen das Leben. Du darfst dich wieder annehmen. Nicht als perfekte Version, sondern als der Mensch, der du bist: müde, fühlend, echt.

Und genau so wertvoll.

WAS TRÄGT DICH, WENN ES STILL WIRD? – SINN UND INNERER HALT

Wenn der Lärm des Alltags verstummt, wenn du nicht mehr abgelenkt bist von To-do-Listen, Erwartungen und ständiger Betriebsamkeit, dann kann plötzlich etwas anderes spürbar werden: eine Leere. Oder eine Stille, die fast beängstigend wirkt.

Gerade nach Phasen der Erschöpfung ist diese Stille nicht immer willkommen. Denn sie konfrontiert dich mit Fragen, die du im lauten Leben leicht überhören konntest: *Wofür bist du eigentlich hier? Was gibt deinem Leben Tiefe, abseits von Leistung, Rollen und Erwartungen?*

Es sind Fragen nach dem Sinn. Nach dem, was bleibt, wenn alles Überflüssige wegfällt. Nach dem, was dich hält, wenn du nichts mehr festhalten kannst.

Vielleicht hast du bisher kaum darüber nachgedacht, weil der Alltag keinen Raum dafür gelassen hat. Vielleicht hast du »Sinn« mit großen Lebenszielen verwechselt, mit dem berühmten »Warum«, das viele suchen und wenige finden. Doch Sinn muss nicht spektakulär sein. Sinn kann leise sein. Und oft ist es genau das, was uns im Innersten trägt.

Merk dir

Sinn entsteht dort, wo du dich verbunden fühlst: mit dir, mit anderen oder mit etwas, das größer ist als du selbst.

Für manche ist das Spiritualität. Für andere ist es Natur, Kunst, das Schreiben, Musik oder ein tiefer Moment von Menschlichkeit. Du musst gar nicht an etwas Bestimmtes glauben, sondern einen inneren Halt finden, der nicht von äußeren Umständen abhängig ist.

Wenn du weißt, was dich in der Stille trägt, musst du nicht mehr ständig fliehen. Weder vor dir, vor dem Leben noch vor dem Gefühl, dass etwas fehlt. Du darfst ankommen. In dir. In dem, was Bedeutung hat, auch wenn niemand zuschaut.

Reflexionsfragen, die dich zu deinem inneren Halt führen können

- Wann hast du dich das letzte Mal wirklich verbunden gefühlt? Mit dir, mit dem Leben, mit etwas Größerem?
- Was gibt dir Kraft, wenn alles andere wegbricht?
- Welche kleinen Momente fühlen sich für dich »wahr« an, unabhängig von Erfolg oder Anerkennung?
- Gibt es Rituale, Orte oder Tätigkeiten, die dich still machen – auf eine gute Weise?

Wenn du möchtest, such dir genau solche Momente bewusst im Alltag. Nicht, um produktiv zu sein oder etwas zu »erreichen«. Sondern um dich immer wieder daran zu erinnern, dass du mehr bist als deine Erschöpfung, mehr als dein Denken, mehr als das, was du tust.

Du bist Teil von etwas Ganzem, egal wie du es nennst. Und genau dieses Gefühl kann dich durch die Stille tragen, durch Zweifel, durch Übergänge. Es ist der leise Boden unter deinen Füßen, wenn alles andere wankt.

DEINEN INNEREN ANKER FINDEN

Schließ für einen Moment die Augen und erinnere dich an eine Situation, in der du das Gefühl hattest, *getragen* zu sein. Vielleicht war es ein Spaziergang im Wald, ein stiller Morgen mit einer Tasse Tee, ein Blick in den Himmel, ein Gespräch, das dich berührt hat.

Spür nach:

- Was war in diesem Moment anders?
- War da Ruhe? Vertrauen? Einfach nur Sein?
- Wo im Körper fühlst du dieses Getragenwerden?

Es geht nicht darum, ein perfektes Leben zu bauen. Es geht darum, ein Leben zu führen, das deiner Wahrheit entspricht. Eines, das dich nicht ausbrennt, sondern stärkt. Das dich in Bewegung hält, ohne dass du dich verlierst.

Mit diesen Schritten hast du begonnen, dich zurückzuholen aus der Erschöpfung, aus den Erwartungen, aus dem ständigen Müssen. Du hast gelernt, hinzusehen, loszulassen, dich selbst mit mehr Güte zu begleiten und dich auszurichten auf das, was wirklich trägt.

Der Weg endet hier nicht. Du gehst ihn jetzt bewusster. Und das ist vielleicht der wichtigste Schritt von allen.

EIN ANFANG, DER DICH TRÄGT

Es gibt keinen schnellen Ausweg aus der emotionalen Erschöpfung, das hast du beim Lesen der letzten Kapitel bemerkt. Keine Abkürzung, kein

Patentrezept. Was, wenn genau darin deine größte Chance läge? Was, wenn es nicht darum geht, möglichst schnell wieder »funktionstüchtig« zu werden? Was, wenn es vielmehr darum geht, dich selbst wiederzufinden, fernab von dem, was dich müde macht?

Mit jedem Schritt dieses Weges hast du begonnen, etwas Entscheidendes zu verändern: deine Haltung zu dir selbst, zu deinem Leben, zu den Geschichten, die du lange geglaubt hast erzählen zu müssen.

Du hast dich gefragt, wer du wirklich bist, ohne all das, was du täglich leistest. Du hast gespürt, was dir wichtig ist, was dich nährt und was dich leer werden lässt. Du hast dich damit beschäftigt, loszulassen, was dich kleinhält. Und du hast dich daran erinnert, dass du dir selbst mit mehr Mitgefühl begegnen darfst. Nicht erst, wenn du »besser« bist, sondern genau jetzt.

Möglicherweise ist es dir zwischendurch schwergefallen, diese Fragen auszuhalten. Vielleicht hast du gezweifelt, ob du bereit bist, ob du stark genug bist, ob du überhaupt weißt, wie man wirklich lebt, anstatt nur zu funktionieren.

Aber wenn du bis hierhin gelesen hast, dann hast du längst begonnen. Nicht, weil du alles verstanden oder gelöst hast. Sondern, weil du dir zugehört hast. Weil du still geworden bist. Weil du angefangen hast, nicht nur nach außen zu schauen, sondern nach innen.

Merk dir

Das ist der wahre Wendepunkt: nicht der Moment, in dem alles leicht wird, sondern der Moment, in dem du dich selbst wieder ernst nimmst.

Die Erschöpfung war nicht dein Feind. Sie war ein Signal. Eine Einladung, innezuhalten. Und jetzt weißt du, dass du ihr nicht ausgeliefert bist. Du hast Werkzeuge, du hast ein wenig mehr Klarheit gewonnen und vor allem hast du deinen eigenen inneren Kompass wiederentdeckt.

Wie geht es nun weiter? Nicht in großen Sprüngen. Sondern in kleinen, bewussten Entscheidungen. Jeden Tag ein bisschen mehr in Richtung dessen, was dich lebendig macht. In Richtung der Menschen, die dich nähren. In Richtung einer Haltung, die dich nicht antreibt, sondern trägt.

Vergiss bitte nicht: Du darfst dich immer wieder neu ausrichten. Du darfst schwanken, zweifeln, innehalten. Aber du musst dich nicht mehr verlieren. Denn du hast jetzt etwas, das du vielleicht lange gesucht hast. Einen Weg zurück zu dir.
Das ist der Anfang von etwas Echtem. Gehe ihn in deinem Tempo. Und erinnere dich immer wieder: *Es geht nicht darum, perfekt zu sein. Es geht darum, bei dir zu bleiben.*

DEIN NEUER ALLTAG – STRATEGIEN LIEBEVOLL VERANKERN

Nach all dem, was du für dich entdeckt und erkannt hast, fragst du dich nun womöglich, wie du diese wertvollen Erkenntnisse in deinem Alltag lebendig halten kannst. Dafür brauchst du keine schnellen Lösungen oder radikalen Veränderungen, vielmehr solltest du dir selbst jeden Tag achtsam und liebevoll begegnen. Genau das macht langfristig gesund und glücklich.

Wie aber kann dieser neue Alltag konkret aussehen, ohne dass du dich überforderst? Wie kannst du dranbleiben, auch wenn dein Leben hektisch wird oder alte Muster erneut anklopfen? Darum geht es im folgenden Kapitel. Hier findest du kleine Inspirationen, wie du das, was du für dich erkannt hast, sanft und bewusst in deinen Alltag integrieren kannst.

Wie gesagt, hast du inzwischen viele Türen geöffnet und weißt nun besser, wer du bist, kennst deine Werte, traust dich, loszulassen, übst Selbstmitgefühl und spürst, was dich in der Stille trägt. All das sind keine einmaligen Erkenntnisse, sondern Lebensfäden, die nun miteinander verwoben werden wollen. Für einen »neuen Alltag« musst du nicht dein Leben vollkommen umkrempeln, sondern die Fäden sanft in dein Tagesgewebe einarbeiten, sodass sie halten, ohne dich zu ersticken.

DRANBLEIBEN OHNE DRUCK – DEN TAG NEU ORDNEN

Nimm die folgenden Zeilen als Orientierung, ich weiß, dass Erschöpfung wenig Raum für Neues bietet. Man versucht, irgendwie durchzukommen, aber das wird dich nicht zufriedenstellen. Genauso wenig werden es einmalige Anläufe all der dargebotenen Übungen tun. Wissen nützt dir gar nichts, wenn du es nicht anwendest, daher ist dies eine liebevolle Einladung, deinen Alltag ein wenig anzupassen, damit es dir langfristig besser gehen darf. Im Anschluss findest du kurze Übungen, die dich gut durch den Tag bringen können.

Am Morgen – weicher Start statt Sprung ins Rennen

Ankommen, bevor du losläufst. Das bedeutet, bevor du nach dem Handy greifst oder dir Gedankenkarusselle anschiebst, nimm dir drei bewusste Atemzüge im Bett. Selbstverständlich ist das wie eine Übung, aber fang an, dies als Angewohnheit zu betrachten. Es ist dein stilles »Guten Morgen« an dich selbst.

Mini-Werte-Check-in. Während du Kaffee oder Tee zubereitest, erinnere dich an einen deiner wichtigsten Werte aus der Übung im Kapitel »Was ist dir wirklich wichtig? – Werte als innere Ausrichtung«.

Frag dich leise: »Wie könnte dieser Wert heute leuchten, auch wenn alles hektisch wird?« Mehr ist nicht nötig. Du setzt lediglich einen inneren Anker.

Tagsüber – Mikropausen als unsichtbare Rettungsringe

Die Zwei-Minuten-Insel. Jedes Mal, wenn du den Ort wechselst, zum Beispiel vom Schreibtisch in die Küche, vom Auto ins Büro oder von einem Treffen nach Hause, erlaube dir zwei Minuten, um kurz auszusteigen. Das heißt: Schultern lockern, Kiefer lösen, einmal tief durchatmen. Niemand sieht, dass du gerade deine Akkus lädst. Dein Nervensystem allerdings merkt es.

Emotions-Signale aufgreifen. Statt Emotionen wegzuschieben, nimm ihr erstes Klopfen wahr. Das erkennst du an dem Seufzer, dem Stirnrunzeln, der plötzlich flachen Atmung. Erinnere dich daran, was du über Gefühle und Emotionen gelernt hast: Benennen entlastet. Ein inneres »Okay, da ist Ärger« schafft sofort mehr Raum als ein stummes »Ich hab keine Zeit dafür«.

Beziehungen – Nähe in deiner Sprache

Kurz, ehrlich, verbindend. Eine Nachricht an einen Menschen, der dir guttut, kann aus einem Satz bestehen. So etwas wie: »Ich denke heute an dich.« Du musst keine langen Gespräche führen, um Verbundenheit zu pflegen, eher kleine, echte Signale senden, die nähren, statt zu fordern.

Grenzen in Echtzeit. Wird ein Gespräch zu schwer, erlaube dir den Satz: »Ich merke, dass das zu viel für mich ist. Können wir später weiterreden?« Du setzt damit sofort eine achtsame Grenze, ohne Drama, ohne Erklärungsmarathon.

Zwischendrin – Körper als Kompass

Bewegungsmelder. Jedes Mal, wenn du gedanklich festhängst, steh auf, streck dich, geh ein paar Schritte. Kein Work-out, sondern kleine, aber deutliche Hinweise an deinen Körper: »Wir sind hier, nicht in der Gedankenschleife.«

Essen als Eincheck-Ritual. Lege das Besteck einmal bewusst ab, bevor du den ersten Bissen nimmst. Das ist dein Mikro-Bodyscan: Bin ich hungrig, müde, angespannt? Du unterbrichst den Funktionsmodus mit einem Moment der Wahrnehmung.

Abends – sanft aus dem Tag gleiten

Tagesausklang in drei Atemzügen. Bevor du dich aufs Sofa fallen lässt oder ins Bett gehst, halte kurz inne: drei Atemzüge, bei denen du innerlich Loslassen, Dankbarkeit oder Ruhe zulässt. Ein Mini-Ritual, das deinem System signalisiert: Der Tag ist geschafft, jetzt darf Regeneration beginnen.

Wertschätzender Rückblick. Nutze Selbstanerkennung. Notiere flüsternd oder gedanklich einen Moment des Tages, in dem du dir treu geblieben bist. Ganz gleich, wie klein er war. Du trainierst damit nicht Erfolg, sondern Selbstbezeugung: »Ich habe mich gesehen.«

Wochen-Navigation – flexibel statt perfekt

Plane nicht jede Stunde. Setze lieber am Wochenende einen Fokus-Stern, beispielsweise ein Thema, einen Wert, ein Bedürfnis, das in der kommenden Woche zentral sein soll. Das kann Ruhe, Kreativität oder Bewegung sein. Dieser Stern gibt dir Richtung ohne Zwang. Alles andere sortiert sich darum und du merkst schneller, wenn du dich wieder verlierst.

Erinnere dich, dass es um Haltung geht. Jeder kleinste bewusste Moment stärkt neue Bahnen in deinem Nervensystem. Wenn du Tage erlebst, an denen gar nichts klappt, dann ist der erste Mini-Atemzug am nächsten Morgen schon ein Neustart. Also feiere das Wieder-Beginnen und lass dich nicht von einem »Vorfall« entmutigen. Fortschritt zeigt sich nicht in Perfektion, sondern in Rückkehr. Was heute funktioniert, darf morgen anders aussehen. Dein Alltag bleibt lebendig, so wie du, daher bitte: Erlaube dir Anpassungen.

Auf diese Weise verwebst du deine Strategie zu einem Stoff, der dich nicht fesselt. Du musst nichts Großes mehr hinzufügen, es reicht, das, was du schon hast, sanft sichtbar zu machen. Atemzug für Atemzug, Geste für Geste. So wird der neue Alltag nicht zur nächsten Aufgabe, sondern zur leisen Bestätigung dessen, was du dir erarbeitet hast und nun einziehen lassen möchtest.

UMGANG MIT RÜCKSCHRITTEN – WARUM STOLPERN ZUM WEG GEHÖRT

Wenn du spürst, dass etwas in deinem Leben endlich leichter wird, fühlt sich das an wie Aufwind. Doch kaum hast du ein paar kraftvolle Schritte gemacht, tauchen die alten Muster wieder auf, scheinbar aus dem Nichts. An solchen Tagen ist es, als würdest du an einer unsichtbaren Schnur zurückgezogen. Du denkst: »Na toll, jetzt fällst du wieder auf Anfang …«

An diesem Punkt gilt es, liebevoll und wach zu bleiben. Rückschritte sind keine Beweise des Scheiterns. Sie zeigen, dass du dich in einem echten Wandel befindest, und jeder reale Wandel verläuft in Wellen, nicht in einer geraden Linie. Alte Verhaltensbahnen sind wie ausgetretene Trampelpfade, irgendwie vertraut, tief eingebrannt, leicht zu betreten, sobald du müde, gestresst oder verunsichert bist. Wenn du stolperst, bedeutet das nur, dass dein System in einen automatischen Schutzmodus springt.

Entscheidend ist nicht, das Stolpern zu verhindern. Entscheidend ist, wie du dir begegnest, wenn du gerade fällst:

- *Anerkennen* statt abwerten. Erkenne zuerst an: »Ja, hier ist ein alter Reflex.«
- *Atmen*, bevor du reagierst. Auch zwei bewusste Atemzüge können verhindern, dass du dich selbst weiter antreibst.

- *Freundliche Rückkehr.* Erinnere dich an deine neuen Perspektiven und frage dich: »Was brauche ich jetzt, um in meine Spur zurückzufinden?«

Der Mittwoch beginnt harmlos, doch gegen Mittag stapeln sich in Paulas Postfach immer neue »Könntest du noch schnell …?«-Nachrichten. Ihr Herz schlägt schneller, als sie nacheinander drei Extraprojekte zusagt. Jedes Ja ist ein leises Übertreten der Grenze, die sie sich eigentlich gesetzt hat. Am Abend, als das Büro leer ist, sitzt Paula noch immer am Schreibtisch. Die Neonlampe summt, ihre Schultern brennen und in ihrem Kopf kreist die alte Anklage: »Du lernst es nie. Du enttäuschst dich selbst.«

Auf dem Heimweg fühlt sich jeder Schritt schwer an. Zu Hause angekommen, lässt Paula die Tasche fallen und bleibt im Flur stehen, als hätte sie die Richtung verloren. Tränen steigen ihr in die Augen, heiß und drückend. Früher hätte sie sich jetzt zusammengerissen, den Laptop aufgeklappt, weitergearbeitet. Aber diesmal spürt sie deutlich, wie sehr sie nach Trost hungert. Sie legt eine Hand auf ihre Brust, spürt das schnelle Pochen darunter und flüstert mit rauer Stimme: »Ich merke, wie weh das tut. Ich bin über meine Grenze gegangen, aus Angst, nicht zu genügen. Es ist schwer, aber ich bin noch hier.«

Sie setzt sich mit der Tasse Tee ans dunkle Fenster, lässt die Stille in den Raum tropfen. Anfangs zittert ihr Körper, dann wird die Atmung ruhiger. Eine Träne rollt, bleibt am Kinn hängen. Paula spürt den Schmerz, doch sie spürt auch die aufkeimende Milde in sich. Es ist ein sanftes »Ich bleibe bei dir«, das sie sich selbst zuspricht.

Am nächsten Morgen steht sie mit schwerem, aber klarem Kopf auf. Noch vor dem ersten Kaffee öffnet sie den Kalender, streicht zwei der zugesagten Projekte wieder durch und schreibt groß in die Mittagszeile: »Pause für mich.« Das ist kein perfekter Sieg, eher ein zartes Aufstehen mit schmerzenden Knien. Aber in dieser Entscheidung liegt Kraft. Der Rückschritt hat sie nicht besiegt. Er hat sie gelehrt, liebevoller zu wachen, wenn die alten Stimmen wieder rufen.

Rückschritte möchten dich lehren, Sanftmut zu entwickeln. Es ist eine innere Haltung, die sagt: »Ich begleite mich, auch wenn ich stolpere.« So verwandelt sich jeder Fall in einen Punkt der Korrektur statt in eine Abwärtsspirale. Erinnere dich:

Merk dir

Dein Weg misst sich nicht daran, wie selten du fällst, sondern daran, wie freundlich du wieder aufstehst. Jeder kleine Akt der Nachsicht ist ein Schritt zurück zu dir und einer mehr in Richtung innerer Stärke.

DAS THEMA IDENTITÄT IN DER VERÄNDERUNG – WER BIST DU, WENN DU DICH VERÄNDERST?

Wenn vertraute Rollen bröckeln, tauchen fast unweigerlich leise, bohrende Fragen auf wie: »Wer bist du jetzt?«

Wir alle haben Rollen, die wir einnehmen, einige gehören zu uns und einige haben wir übernommen, ohne je gefragt worden zu sein. Leider haben wir sie auch nie hinterfragt. So ist das oft in Familiensystemen. Dein Platz wird dir irgendwie zugewiesen. Und ehe du es verstehst, findest du dich in einer bestimmten Rolle wieder. Bisher warst du vielleicht die Zuverlässige, die Starke, die Kümmernde oder die, die sich angepasst hat, um geliebt zu werden beziehungsweise dazuzugehören. Diese Selbstbilder haben dir bestimmt Orientierung gegeben; manchmal haben sie dich sogar gerettet. Doch sobald du beginnst, dich aus erschöpfenden Mustern zu lösen, geraten sie ins Wanken. Das fühlt sich verunsichernd an, denn Identität ist nicht nur das, was wir von uns halten. Sie ist auch das, wie andere uns sehen und wofür wir Anerkennung bekommen. Irritiert dich das zuletzt Gesagte? Es ist aber wahr, denn ohne Rückmeldung von außen wären unsere Selbstbilder ohne soziale Resonanz. Identität ist nie rein privat. Sie ist ein Geflecht aus dem, was wir über uns sagen, was andere uns spiegeln, und dem Maß, was an positiver und negativer Anerkennung daraus folgt. Je stärker all diese Ebenen in Resonanz stehen, desto stabiler erleben wir unsere Identität. Je größer der Widerspruch, desto mehr Reibung, Zweifel oder Wandel entstehen.

Veränderung heißt deshalb nicht nur, Neues zu tun. Es heißt auch, alte Selbstdefinitionen loszulassen. Was du dabei nicht verlierst, ist dein Wesenskern. Er zeigt sich sogar klarer, sobald du aufhörst, dich ausschließlich über Leistung, Anpassung oder Erfolg zu definieren. Identität ist kein starres Etikett (auch wenn viele so damit umgehen, was ein Widerspruch in sich wäre, oder kann einer von sich behaupten, dass er noch exakt so ist wie mit 15 Jahren?). Sie ist ein lebendiger Prozess, der Wachsen zulässt. Dein neuer Selbstbezug entsteht weniger aus dem, was du »leistest«, als stärker aus dem, was du wirklich fühlst und stimmig lebst.

Paula hat ihr Leben lang das Bild der »verlässlichen Macherin« gepflegt und lange hat sie sich selbst über Leistung definiert. Sie ist stets die, die für andere da ist, die immer lächelt, auch wenn sie müde ist, die alles schafft, selbst wenn sie innerlich längst leer ist. Als sie beginnt, auf sich selbst zu achten und »Nein« zu sagen, fühlt sie plötzlich, wie etwas in ihr wankt. Wer ist sie denn, wenn sie nicht mehr funktioniert? Wer ist sie, wenn sie enttäuscht oder Erwartungen nicht erfüllt?

An einem Nachmittag sitzt Paula still in ihrem Wohnzimmer. Die Wohnung ist leer, alles ist ruhig und Paula spürt, wie ungewohnt sich das anfühlt. Sie hätte früher solche Momente sofort mit Beschäftigung gefüllt. Doch heute bleibt sie sitzen und stellt sich zum ersten Mal bewusst die Frage: »Wer bin ich, wenn ich einfach nur hier sitze? Wer bin ich, wenn ich nichts tue und nichts leiste?« Diese Frage macht ihr Angst, aber sie spürt auch, wie darin etwas leises Echtes beginnt.

Falls du auch solche Momente hast wie Paula, dann spürst du, dass du nicht nur eine Rolle verlierst, sondern auch etwas Neues gewinnst. Nämlich eine Möglichkeit, dir selbst näherzukommen, ohne Masken, ohne Leistung, einfach als du selbst.

MUT ZUR LEERE – DER RAUM ZWISCHEN ALT UND NEU

Wenn wie oben beschrieben alte Rollen abfallen, entsteht ein Zwischenraum: Leere. Er fühlt sich anfänglich kalt an, weil Gewohntes wegfällt, während das Neue noch nicht greifbar ist. Viele Menschen füllen diese Lücke hastig mit Arbeit, Ablenkung, neuen Projekten. Doch Leere ist kein Gegner. Sie ist ein fruchtbarer Boden, auf dem sich authentische Wünsche, Werte und Lebensvorstellungen erst zeigen können. Zumindest kann sie das sein, wenn du ein wenig die Perspektive darauf richtest.

»Mut zur Leere« bedeutet, diesen Raum nicht sofort zuzubauen, sondern ihn einen Moment lang offen zu lassen. In dieser Offenheit kannst du spüren, welche Impulse wirklich aus dir kommen und welche nur alte Gewohnheiten sind. Die Leere schenkt dir Zeit, dein Nervensystem zu beruhigen und deine innere Stimme hören zu lernen.

An diesem Abend ist Paulas Freund Max auf einer Geschäftsreise, und das zum ersten Mal, seit Paula begonnen hat, ihr Tempo zu drosseln. Die Wohnung wirkt größer als sonst, weil niemand in der Küche klappert, kein leises Stimmengewirr aus dem Flur kommt. Paula legt das Handy bewusst außer Reichweite, trotzdem lauscht sie in die Stille, als hoffte sie, dass Max' Schlüssel doch gleich im Schloss klickt.

Stattdessen breitet sich Leere aus. Zuerst nur ein flaues Ziehen im Magen, dann ein Pochen in den Schläfen. Paula verspürt den Drang, etwas anzuschalten, Serien, Videos, irgendwas. Doch sie bleibt sitzen, den Rücken an die Couch gelehnt, und lauscht dem leisen Summen der Heizung. Plötzlich brennen ihr Tränen in den Augen. Ohne Max' ver-

trautes Stapfen ist da niemand, der ihr bestätigt, dass sie »genug« ist. Kein Gespräch, das sie schnell ins Außen ziehen kann. Nur sie und eine ungewohnte laute Stille.

Die Versuchung, sich abzulenken, ist stark. Doch etwas in ihr ist müde vom Davonlaufen. Also atmet Paula zuerst flach, dann tiefer. Nach einigen Minuten, in denen sich ihr Herz beruhigt, bemerkt sie unter der Leere ein leises Rühren. Erinnerungen an Farbtuben, an Nachmittage ihrer Kindheit, an denen sie stundenlang gemalt hat. Ein weicher, überraschender Impuls in ihrem Herzen.

Sie steht auf, holt einen verstaubten Zeichenblock aus dem Regal, streicht über das raue Papier. Die Stille bleibt, aber sie fühlt sich jetzt weniger bedrohlich an. Eher wie ein freier Raum, in den etwas Echtes hineinwachsen kann. Paula wischt sich die Tränen ab und lächelt klein, fast ungläubig. Die Leere hat ihr nicht das Nichts gebracht, das sie gefürchtet hat. Sie hat ihr den ersten zarten Funken von Lebendigkeit zurückgegeben. Und als Max später in der Nacht anruft, spürt sie, während sie ihm vom Zeichnen erzählt, eine neue, stille Fülle in ihrer Stimme.

Leere und Identitätswandel gehören untrennbar zusammen. Sie sind weder Fehler noch Rückschritt, sondern Zeichen dafür, dass du dich aus alten Hüllen löst und Raum für dein wirkliches Leben schaffst. Halte einen Moment inne, atme und erlaube dir, diesen Raum zu erkunden. Du gibst dir damit die Möglichkeit, festzustellen, dass dort kein Abgrund wartet, sondern Weite und mitten darin dein unverstelltes Selbst.

DIE KRAFT DER VERLETZLICHKEIT – WARUM SIE DEINE STÄRKE IST

Lange Zeit glaubte ich, Stärke bedeute, niemals Schwäche zu zeigen. Sicherlich hast du das auch schon erlebt: Bloß keine Risse sichtbar machen, die eigenen Unsicherheiten geschickt verstecken und Gefühle herunterdrücken, damit andere nicht bemerken, wie fragil man in Wahrheit ist. Doch heute weiß ich: Genau darin liegt der Irrtum. Stärke ist nicht, sich unantastbar zu geben. Wahre Stärke beginnt mit der Fähigkeit, verletzlich zu sein.

Verletzlichkeit klingt zunächst nach etwas, das wir um jeden Preis vermeiden wollen. Ungefähr so: Sie macht uns angreifbar, lässt uns Gefühle und Emotionen spüren, die unbequem sind, wie Angst, Unsicherheit, Traurigkeit, Scham. Doch paradoxerweise ist genau dieser Schritt in die eigene Verletzlichkeit ein Schlüssel zu einem authentischen Leben, einem Leben, in dem du dich selbst nicht länger verleugnen musst, sondern mit deinem wahren Wesen sichtbar sein darfst.

Wer verletzlich ist, zeigt sich echt, ehrlich, offen. Verletzlichkeit öffnet Türen zu tiefen, nährenden Beziehungen, denn wirkliche Verbindung entsteht nur dort, wo Masken fallen dürfen. Ich möchte dich ermutigen, zu verstehen, dass Verletzlichkeit niemals Schwäche ist, sie ist ein mutiger Schritt, den du gehen kannst.

Was passiert, wenn du verletzlich bist?

Verletzlichkeit bedeutet, dass du deine Gefühle ernst nimmst und offen zeigst. Sie bedeutet, dass du deinem Gegenüber sagst: »Das hat mich verletzt« oder »Ich habe Angst davor, dass du mich ablehnst«. Diese Offenheit mag zunächst Angst machen. Doch sobald du dich traust, sie zuzulassen, wirst du bemerken, dass du stärker wirst, gerade weil du nichts mehr verstecken musst. Du kennst bestimmt Beispiele aus deinem eigenen Leben von Menschen, die nie Gefühle zeigen und bei denen alles perfekt läuft. Diese Menschen sind doch irgendwie roboterhaft, also gar nicht nahbar. An sie erinnern wir uns häufig auch nicht so sehr, denn wo kein Gefühl, da wenig Erinnerung.

Vielleicht hast du es schon einmal erlebt, dass jemand vor dir seine Verletzlichkeit gezeigt hat. Wie hast du dich dabei gefühlt? Vermutlich nicht abweisend, sondern berührt. Genau so geht es Menschen, wenn du dich öffnest. Du wärst überrascht, wie oft deine Zartheit respektiert, gewürdigt und bewundert wird.

Paula hat immer versucht, die starke, unabhängige Frau zu sein. Jemand, der für andere da ist, aber selten Hilfe in Anspruch nimmt. »Ich schaffe das schon allein«, ist ihr stilles Lebensmotto geworden. Doch in letzter Zeit hat sich die Müdigkeit tief in ihren Knochen eingenistet, und sie spürt, wie schwer es ihr fällt, weiterzumachen wie bisher.

An einem kalten Donnerstagabend sitzt sie neben Max auf dem Sofa. Sie will etwas sagen, irgendetwas Leichtes, das die Stille füllt. Aber nichts kommt über ihre Lippen. Stattdessen kriecht die Wahrheit ganz leise aus ihr heraus.

»Max«, sagt sie mit brüchiger Stimme, »ich bin müde. Müde von dem ständigen Versuch, alles richtig zu machen. Ich hab so oft Angst, dass du mich irgendwann durchschaust und dann siehst, wie unsicher und zerbrechlich ich manchmal bin. Ich habe Angst, dass du enttäuscht bist, wenn ich nicht stark genug bin. Dass du mich verlässt, wenn du mich wirklich kennenlernst.«

Paula hält den Atem an, erschrocken darüber, wie deutlich und unverstellt sie gesprochen hat. Ihr Herz klopft schmerzhaft, und ihre Hände zittern leicht. Die Sekunden danach scheinen endlos. Max antwortet nicht sofort. Stattdessen sieht er Paula an, ruhig, aufmerksam, mit einem Ausdruck tiefer Wertschätzung, den sie nicht erwartet hat.

Dann legt er sanft eine Hand auf ihre und sagt leise: »Danke, dass du das sagst. Weißt du, gerade jetzt fühle ich mich dir näher als jemals zuvor.«

In diesem Moment löst sich in Paula etwas. Ein Druck, den sie viel zu lange getragen hat. Sie spürt, wie Tränen über ihre Wangen laufen, keine Tränen von Schmerz, sondern Tränen der Erleichterung. Sie muss nicht mehr kämpfen, nicht mehr verstecken, wer sie ist. Max bleibt neben ihr sitzen, wortlos und nah. Und Paula fühlt zum ersten Mal seit Langem, dass ihre vermeintliche Schwäche in Wahrheit eine Tür zu tiefer Verbindung und echter Nähe geöffnet hat.

Verletzlichkeit ist keine Schwäche, erkennt sie jetzt. Verletzlichkeit ist der Moment, in dem sie endlich die Maske abnimmt und zulässt, *wirklich gesehen zu werden. Genau das ist es, was ihr Herz immer gesucht hat.*

Verletzlichkeit als Weg zu dir selbst

Deine Verletzlichkeit öffnet nicht nur Türen zu anderen, sie öffnet vor allem die Tür zu dir selbst. Wenn du dich traust, deinen Schutzpanzer abzulegen, kommst du in Kontakt mit den tiefsten und authentischsten Teilen von dir. Du beginnst, dir selbst mit mehr Mitgefühl zu begegnen, und findest endlich Zugang zu deinem Herzen, das vielleicht viel zu lange hinter einer Mauer versteckt war.

Sei mutig, deine Verletzlichkeit zu zeigen. Nicht immer und überall, aber genau dort, wo sie sicher ist, nämlich in Beziehungen, in denen du Vertrauen spürst, und vor allem in deiner Beziehung zu dir selbst. Verletzlichkeit ist ein Geschenk, das dich tief verbinden kann. Sie gibt dir die Chance, endlich anzukommen bei dem Menschen, der du wirklich bist.

INTUITION UND BAUCHGEFÜHL – WARUM DEINE INNERE STIMME EIN WEGWEISER SEIN KANN

Hast du schon einmal eine Entscheidung getroffen und unmittelbar danach gespürt, dass sie falsch war? Oder hast du erlebt, dass sich eine Situation zwar theoretisch richtig anhörte, dein Bauchgefühl dir aber dennoch etwas anderes zuflüsterte? Genau das ist deine Intuition, also deine innere Stimme oder, wie man es auch nennt: dein Bauchgefühl. Oftmals ist diese Stimme leise und subtil, weshalb wir sie schnell übergehen oder überhören, gerade wenn wir sehr rational oder perfektionistisch geprägt sind. Doch in ihr liegt eine immense Kraft.

Gerade in Phasen emotionaler Erschöpfung ist es wichtig, wieder in Kontakt mit deinem Bauchgefühl zu kommen. Dein Verstand neigt dazu, alles abzuwägen, zu analysieren und zu hinterfragen. Deine Intuition jedoch spricht eine ganz andere Sprache: Sie zeigt sich meist als unmittelbares, tiefes Wissen, das nicht logisch erklärbar ist, aber dennoch deutlich spürbar bleibt.

Deine Intuition schützt dich nicht nur vor Fehlentscheidungen, sondern führt dich auch hin zu Menschen, Orten und Situationen, die dir guttun und die dich stärken. Doch wie lernst du, diese Stimme wieder zu hören und ernst zu nehmen?

Wie du deine Intuition erkennst

Intuition zeigt sich oft über körperliche Signale, die wir jedoch leicht ignorieren, wenn wir im Funktionsmodus feststecken. Ein plötzliches Unwohlsein, ein leichtes Ziehen im Bauch, ein Gefühl von Anspannung oder Entspannung, all das sind Zeichen deiner inneren Stimme.

Wenn du zum Beispiel einen neuen Menschen kennenlernst, wirst du manchmal spüren, dass etwas nicht stimmt, obwohl dein Verstand sagt: »Das ist bestimmt Unsinn, gib ihm eine Chance.« Später bestätigt sich dein Bauchgefühl möglicherweise, und du denkst: »Ich wusste es doch.«

Deine Intuition kennt keine Argumente, keine langen Erklärungen. Sie ist einfach da, und oft hilft es schon, wenn du dir bewusst machst: »Da ist gerade ein Gefühl, und das nehme ich ernst.«

Paula lernte vor einiger Zeit in ihrem Job eine neue Kollegin kennen, die zunächst freundlich und aufgeschlossen wirkte. Doch jedes Mal, wenn Paula in ihrer Nähe ist, spannt sich ihr Körper seltsam an. Ihr Herz schlägt schneller, der Atem wird flacher. Ihr Kopf sagt: »Das bildest du dir bestimmt ein. Es gibt keinen Grund, misstrauisch zu sein.«

Erst nach einigen Wochen wird klar, dass diese Kollegin Konflikte schürt und intrigant handelt. Paula versteht rückblickend, dass ihr Körper und ihre Intuition sie bereits frühzeitig gewarnt haben. Ab diesem Moment beginnt Paula bewusst, ihrer inneren Stimme mehr Vertrauen zu schenken.

Intuition bewusst im Alltag stärken

Intuition lässt sich trainieren, indem du bewusst innehältst und dich regelmäßig fragst: »Wie fühlt sich diese Entscheidung in deinem Bauch an?« Du brauchst nicht immer rationale Erklärungen, dein Körper und deine inneren Signale reichen als Orientierung vollkommen aus. Gerade kleine Alltagsentscheidungen bieten hier eine gute Möglichkeit:

- Wie fühlt es sich an, wenn du bei dieser Einladung zusagst?
- Was sagt dein Bauchgefühl, wenn du an diesen neuen Job oder diese Aufgabe denkst?
- Was passiert in dir, wenn du dir vorstellst, Zeit mit dieser Person zu verbringen?

Je öfter du deiner Intuition Raum gibst und sie bewusst wahrnimmst, desto stärker wird sie. Und desto sicherer wirst du darin, dich selbst zu spüren und deinem eigenen Weg treu zu bleiben.

An einem freien Wochenende erhält Paula eine Einladung zu einem Treffen alter Bekannter. Ihr Verstand sagt sofort: »Natürlich gehst du hin, du hast zugesagt.« Doch tief in ihrem Bauch spürt sie deutlich, wie schwer sich diese Entscheidung anfühlt. Statt das Gefühl wegzudrücken, entscheidet sie sich, dem nachzugehen.

Paula setzt sich hin, schließt die Augen und stellt sich vor, wie es wäre, hinzugehen. Ihr Körper spannt sich an, ein Druck legt sich auf ihren Brustkorb. Dann stellt sie sich vor, die Einladung abzusagen und Zeit für sich zu haben. Sofort spürt sie eine Erleichterung, ihre Schultern werden leichter, sie atmet tiefer. Obwohl sie weiß, dass einige Menschen enttäuscht sein könnten, folgt sie ihrem Bauchgefühl und sagt freundlich, aber klar ab. Diese Entscheidung fühlt sich richtig an. Paula hat erstmals ganz bewusst nach innen gehört und sich dabei selbst ernst genommen.

Warum es sich lohnt, deiner Intuition zu vertrauen

Je mehr du lernst, deiner Intuition zu vertrauen, desto leichter wirst du erkennen, was dir wirklich entspricht und was nicht. Intuition hilft dir dabei, authentischer und ehrlicher mit dir selbst zu sein, und bewahrt dich vor unnötigen Umwegen. Sie ermöglicht dir, deine Grenzen frühzeitig zu spüren und klare Entscheidungen zu treffen.

Intuition bedeutet nicht, nie mehr rational zu entscheiden. Doch sie bedeutet, dass du neben dem Verstand eine zusätzliche, wertvolle Ebene gewinnst, die dein Leben bereichert und vertieft. Sie zeigt dir immer wieder, wo dein wahrer Weg liegt und dass du dir selbst vertrauen darfst.

Gerade dann, wenn du dich erschöpft fühlst oder orientierungslos bist, ist deine Intuition wie ein Wegweiser, der dich sicher leitet. Nicht, weil sie dir perfekte Lösungen liefert, sondern weil sie dich zu dem führt, was sich für dich echt und stimmig anfühlt.

Vertraue ihr, auch wenn du sie nicht immer verstehst. Deine Intuition kennt dich oft besser als dein Verstand und sie wartet nur darauf, gehört zu werden.

Lerne, deiner Intuition Schritt für Schritt zu vertrauen

Die Zwei-Wege-Probe

Wann? Bei Entscheidungen, bei denen Kopf und Bauch sich streiten.

Wie? Tu so, als hättest du dich bereits für Weg A entschieden. Lebe 24 Stunden mit diesem inneren »Ja« – denk, rede, plane entsprechend.

Am nächsten Tag stell innerlich auf Weg B um. Vergleiche deine Stimmung, Körperreaktionen, Schlafqualität.

Wozu? Der Kontrast macht intuitive Resonanz fühlbar, ohne dass du sofort handeln musst.

Spontaner Stift-Test

Wann? Wenn du merkst, dass Grübeln nur noch im Kreis läuft.

Wie? Nimm Stift und Papier. Schreib die Frage, vor der du stehst, oben auf. Setz einen Timer auf zwei Minuten. Dann schreib ohne Pausen jede Assoziation auf, die kommt, egal ob sinnvoll oder nicht. Lies anschließend deinen Text laut. Oft taucht inmitten scheinbarer Belanglosigkeit der einleuchtende nächste Schritt auf.

Wozu? Freies Schreiben umgeht den Zensor im Kopf und lässt Unbewusstes an die Oberfläche.

DIE ROLLE DES KÖRPERS BEI EMOTIONALER ERSCHÖPFUNG

Dein Körper ist kein stiller Begleiter, der nur gelegentlich Signale gibt, wenn er krank oder erschöpft ist. Vielmehr trägt er in sich die Erinnerung an alles, was du jemals erlebt hast. Emotionaler Stress, unterdrückte Gefühle, unausgesprochene Wahrheiten, all das bleibt nicht folgenlos. Es setzt sich fest und hinterlässt Spuren.

Gerade wenn du emotional erschöpft bist, spürst du, wie dein Körper dir unmissverständlich zeigt, was dein Kopf nicht wahrhaben möchte. Das können Muskelverspannungen sein, unerklärliche Müdigkeit, Schwindel, ein Druck auf der Brust, Rücken- oder Magenschmerzen. *Der Körper spricht eine klare Sprache.* Und diese Sprache zu verstehen, kann ein entscheidender Schlüssel zu deiner Heilung sein.

Warum dein Körper reagiert, haben wir bereits ausführlich ergründet. Kurzum: In Zeiten hoher Belastung befindet sich dein Körper oft in einer permanenten Stressreaktion. Das zeigt sich in ständigen Gefühlen der Anspannung, Herzklopfen ohne ersichtlichen Grund, innerer Unruhe, Schlaflosigkeit oder einer grundlosen Traurigkeit, die wie Blei auf dir lastet. Das sind körperliche Antworten auf emotionalen Stress. Dein Körper verlangt nach Aufmerksamkeit, denn etwas ist aus dem Gleichgewicht geraten. Das meldet er dir zurück. Wenn du diese Signale ignorierst oder sie nur mit Medikamenten überdeckst, werden die Beschwerden oft intensiver. Dein Körper fordert eine Veränderung, er verlangt, dass du hinschaust und verstehst.

Embodiment – warum es wichtig ist, Emotionen körperlich zu spüren

Embodiment bedeutet ganz konkret, Emotionen nicht nur mental zu verarbeiten, sondern körperlich bewusst wahrzunehmen. Denn dein Körper reagiert auf jede Emotion: auf Traurigkeit, Angst, Wut, aber auch auf Freude und Entspannung. Wenn du dir bewusst machst, wie sich Emotionen körperlich zeigen, lernst du, sie früher zu erkennen und achtsamer mit dir umzugehen.

Zum Beispiel bemerkst du vielleicht, dass du bei Stress oder Angst immer deine Schultern hochziehst oder dein Kiefer angespannt ist. Oder du bemerkst, dass du tiefer atmest und weicher wirst, wenn du glücklich oder entspannt bist. Diese bewusste Wahrnehmung unterstützt dich darin, besser für dich zu sorgen und dich selbst besser zu verstehen.

Nach einer besonders schwierigen Woche bemerkt Paula eines Abends, wie angespannt ihr gesamter Körper ist. Sie nimmt sich Zeit und beginnt, achtsam durch ihren Körper zu gehen: Wie fühlt sich ihr Nacken an? Wie fühlt sich ihr Bauch an? Sie merkt, dass sie flach atmet, und versucht, bewusst tiefer zu atmen. Nach kurzer Zeit spürt sie, wie sich die Verspannungen lösen und ein Gefühl der inneren Ruhe zurückkehrt. Sie hat gelernt, dass ihr Körper ihr früh zeigt, wann es Zeit ist, innezuhalten.

Praktische Wege, deinen Körper einzubeziehen

Emotionale Gesundheit funktioniert am besten, wenn du deinen Körper als Verbündeten siehst und miteinbeziehst. Sanfte Bewegungsformen wie Yoga, Dehnübungen oder Atemtechniken können hilfreich sein, um deine emotionale Belastung abzubauen und körperliche Spannungen zu lösen.

Wichtig ist, dass du nichts erzwingst und eine Form der Bewegung findest, die zu dir passt. Emotionale Verarbeitung durch den Körper geschieht langsam und sanft. Hierbei geht es nicht darum, hart zu trainieren oder dich zu disziplinieren. Es geht darum, behutsam mit dir umzugehen, deine Grenzen wahrzunehmen und dem Körper die Erlaubnis zu geben, wieder loszulassen und zur Ruhe zu kommen.

Warum der Körper so wichtig für dein Wohlbefinden ist

Der Körper zeigt dir nicht nur, wo emotionaler Schmerz gespeichert ist, sondern er kann dir auch helfen, diesen Schmerz nach und nach aufzulösen. Indem du lernst, auf körperliche Signale zu hören, erkennst du frühzeitig, was du brauchst, um gesund zu bleiben. Diese Verbindung zum Körper macht dich auf lange Sicht stärker und widerstandsfähiger gegenüber Stress und emotionaler Erschöpfung.

Wenn du deinem Körper erlaubst, seine Geschichte zu erzählen, wird er dich auf dem Weg zur Stabilisierung kraftvoll begleiten. Er ist nicht dein Feind, der ständig neue Symptome produziert. Er ist dein verlässlichster Partner auf dem Weg zu einem authentischen und gesunden Leben. Du darfst ihn nicht außen vor lassen, denn das würde bedeuten, dass du dich nicht als gesamtes Wesen begreifst. Das wäre ungefähr so, als würdest du Unkraut in einem Garten jäten und neue Blumen einpflanzen, aber nicht wässern.

GESUNDER UMGANG MIT SENSIBLEN MENSCHEN – WARUM DEIN FEINGEFÜHL EINE STÄRKE IST

Sensibilität ist ein Geschenk, aber sie kann manchmal auch eine Herausforderung sein. Wenn du sensibel bist, fühlst du intensiver, nimmst feine Nuancen wahr, spürst schneller, was in deinem Gegenüber vorgeht. Deine Wahrnehmung gleicht manchmal einer emotionalen Antenne, die vieles gleichzeitig aufnimmt. Das kann wunderschön sein, weil es tiefe, echte Begegnungen ermöglicht. Aber es kann auch überfordern, wenn du nicht lernst, achtsam mit dieser Gabe umzugehen.

Gerade wenn du emotional erschöpft bist, ist es wichtig, dich und deine Sensibilität gut zu schützen und gleichzeitig wertzuschätzen. Du musst nicht lernen, härter zu werden. Du darfst lernen, bewusster, klarer und liebevoller mit deiner feinen Wahrnehmung umzugehen.

Was bedeutet es, sensibel zu sein?

Sensible Menschen nehmen ihre Umgebung intensiver wahr. Geräusche, Gerüche, Stimmungen und Emotionen anderer können schnell anstrengend werden. Kennst du das Gefühl, nach einem Treffen mit mehreren Menschen völlig erschöpft zu sein oder nach einem intensiven Gespräch sehr lange Zeit zu brauchen, bis du dich wieder sortiert hast? Fällt es dir schwer, dich abzugrenzen, oder du fühlst dich schnell verletzt, obwohl du weißt, dass es nicht böse gemeint war?

Diese Sensibilität ist nicht falsch, sie macht dich empathisch und aufmerksam. Doch sie braucht einen bewussten Umgang, damit sie zu deiner Stärke wird, statt dich auszubrennen.

Grenzen setzen und achtsam bleiben

Ein gesunder Umgang mit deiner Sensibilität beginnt mit der Fähigkeit, klar Grenzen zu setzen. Das bedeutet nicht, andere auszuschließen oder hart zu werden. Es bedeutet, dass du erkennst, wann du Pausen brauchst, wann du Abstand benötigst und wann du offen kommunizieren musst, was dir zu viel ist.

Es ist wichtig, die eigenen Bedürfnisse ernst zu nehmen und freundlich, aber deutlich mitzuteilen, wenn etwas zu belastend wird. Vielleicht spürst du manchmal Schuldgefühle, wenn du anderen sagst, dass du Ruhe brauchst oder Zeit für dich allein. Doch gerade diese Klarheit hilft dir langfristig, gesund zu bleiben und echte, tiefe Beziehungen zu gestalten.

Achtsamkeit im Alltag mit sensiblen Menschen

Wenn du selbst sensibel bist, weißt du, wie wichtig kleine Pausen, Ruhephasen oder bewusste Rückzugsorte sind. Richte dir kleine Inseln im Alltag ein, an denen du dich regenerieren kannst. Fünf Minuten bewusstes Atmen, ein kurzer Spaziergang allein oder eine Tasse Tee in Stille können manchmal schon reichen, um wieder Kraft zu sammeln.

Im Umgang mit anderen sensiblen Menschen gilt dasselbe: Respektiere ihre Grenzen, achte auf feine Signale von Überforderung und frage offen und klar nach, was dein Gegenüber braucht. Kommunikation ist der Schlüssel zu gesunden, stärkenden Beziehungen, gerade wenn Sensibilität eine Rolle spielt.

Paula hat schon immer sehr intensiv gefühlt, doch erst in ihrer Therapie lernt sie, dass ihre ausgeprägte Sensibilität keine Schwäche, sondern eine besondere Fähigkeit ist. In den Gesprächen mit ihrer Therapeutin wird ihr klar, warum sie sich oft so erschöpft fühlt, nachdem sie viel Zeit mit anderen Menschen verbracht hat.

Sie versteht nach und nach, dass ihr Körper und ihre Psyche feinste Signale der Überforderung senden. Es sind jene Signale, die sie früher ignoriert oder als Schwäche angesehen hat. In der Therapie lernt Paula, ihre eigenen Bedürfnisse ernst zu nehmen und sanft, aber klar zu kommunizieren. Anfangs fühlt es sich merkwürdig an, sich selbst ernst zu nehmen, Grenzen zu setzen und anderen offen zu sagen, wenn etwas zu viel wird. Es macht ihr sogar Angst, jemanden zu enttäuschen oder abgewiesen zu werden.

Eines Nachmittags trifft sie sich mit ihrer Freundin Anna. Anna ist ebenfalls ein sensibler Mensch und oft reden die beiden stundenlang über tiefgründige Themen. Doch diesmal bemerkt Paula nach einer Weile ein vertrautes Gefühl: Ihre Gedanken beginnen zu verschwimmen, ihr Atem wird flacher, und sie spürt eine zunehmende innere Unruhe. Ihr Körper sagt ihr deutlich: »Ich brauche eine Pause.«

Früher hätte Paula dieses Gefühl ignoriert und sich weiter durch das Gespräch gequält, aus Angst, Anna zu verletzen. Doch in der Therapie hat sie gelernt, dass ihre Bedürfnisse genauso wichtig sind wie die der anderen. Sie erinnert sich an den Rat ihrer Therapeutin: »Wenn Sie spüren, dass es zu viel wird, äußern Sie klar, was Sie brauchen. Es geht nicht darum, andere zu enttäuschen, sondern um gesunde Beziehungen und Selbstfürsorge.«

Paula atmet tief durch und sagt leise, aber klar: »Anna, ich merke gerade, dass mir unser Gespräch ein bisschen zu viel wird. Ich brauche eine kleine Pause. Ist es für dich okay, wenn wir ein paar Minuten schweigend sitzen oder vielleicht einfach gemeinsam eine Runde draußen gehen?«

Anna schaut sie kurz überrascht, aber erleichtert an und lächelt verständnisvoll. »Oh ja, mir geht es gerade ähnlich, gut, dass du das sagst. Ich dachte schon, ich muss einfach durchhalten.« Sie lachen beide erleichtert und verbringen die nächsten Minuten schweigend nebeneinander. Paula spürt, wie sich ihre Anspannung löst und wie gut es ihr tut, auf sich gehört zu haben.

Dieser Moment ist für Paula besonders wichtig, denn sie hat erfahren, dass es völlig in Ordnung ist, sensibel zu sein und Grenzen zu ziehen. Ihre Freundschaft zu Anna wird dadurch sogar stärker, weil beide gelernt haben, offener miteinander zu sein und ihre Sensibilität nicht mehr als Belastung, sondern als wertvolle Gabe zu betrachten.

Wann Abgrenzung notwendig wird

Manchmal kann es passieren, dass sensible Menschen sich emotional verstricken oder schnell zu viel Verantwortung übernehmen. Hier ist es wichtig, liebevoll, aber bestimmt Grenzen zu ziehen. Du darfst erkennen, dass nicht jedes Problem anderer Menschen automatisch zu deinem eigenen werden muss.

Gesunde Abgrenzung heißt nicht, keine Empathie mehr zu empfinden, sondern sie bedeutet vielmehr, bewusst und klar zu wählen, was du tragen kannst und willst. Das bedeutet, dich selbst ernst zu nehmen und zu respektieren, dass dein Wohlbefinden mindestens genauso wichtig ist wie das deines Gegenübers.

Deine Sensibilität ist deine Stärke

Es ist mir sehr wichtig, dir das zu sagen: Deine Sensibilität macht dich nicht schwach oder überempfindlich. Sie macht dich tiefgründig, feinfühlig und empathisch. Gerade diese Eigenschaften ermöglichen dir, authentische und tief berührende Beziehungen zu führen. Wichtig ist, dass du achtsam mit dir selbst bleibst, dir Ruhezeiten gönnst und offen kommunizierst.

Wenn du dich selbst und deine Sensibilität gut behandelst, kannst du diese Gabe als Ressource wahrnehmen. Du wirst erleben, dass ein gesunder Umgang damit dich nicht schwächer, sondern stärker macht. Denn nur wer sensibel genug ist, besitzt auch die Fähigkeit, tiefe, echte und berührende Verbindungen zu anderen Menschen aufzubauen.

Und genau das ist es, was am Ende wirklich zählt.

WARUM WENIGER TEMPO MEHR LEBEN BEDEUTET

Kennst du das Gefühl, von Termin zu Termin zu hetzen, immerzu unter Strom zu stehen und trotzdem nie wirklich anzukommen? Ich kenne das nur zu gut. Das Leben im Schnelldurchlauf scheint manchmal unausweichlich, so, als müssten wir ständig produktiv sein und jeden Moment mit sinnvollen Aktivitäten füllen. Aber genau hier verlieren wir oft das Wesentliche aus den Augen: uns selbst, unsere Bedürfnisse und das, was uns wirklich erfüllt.

Gerade wenn du emotional erschöpft bist, ist es wichtig, den Schritt in die Langsamkeit zu entwickeln. Es geht dabei nicht darum, alles stehen und liegen zu lassen, sondern vielmehr um eine bewusste Entscheidung, dein Tempo zu reduzieren und achtsam wahrzunehmen, was du gerade brauchst. Das ist anfangs wirklich schwer, weil unser Kopf uns dann erzählt, dass wir etwas Falsches tun.

Warum wir die Langsamkeit oft fürchten

Langsamkeit bedeutet zunächst, Kontrolle abzugeben und das auszuhalten, was auftaucht, wenn es still wird. Vielleicht bist du es gewohnt, dein Leben durch Aktivitäten zu füllen, um dich nicht spüren zu müssen oder um unangenehme Gefühle zu vermeiden.

Entschleunigung ist daher anfangs ungewohnt und vielleicht sogar unangenehm, aber genau darin liegt auch ihr Wert. Langsamkeit bringt dich näher zu dir selbst zurück. Wenn du langsamer wirst, fühlst du klarer, was dir wirklich guttut und was nicht. Es ist ein bewusster Schritt weg vom reinen Funktionieren, hin zu einer ehrlichen Selbstwahrnehmung.

Wie du Langsamkeit in deinen Alltag integrieren kannst

Entschleunigung bedeutet nicht, dass du ab jetzt jeden Tag komplett entschleunigt leben musst. Vielmehr geht es um kleine, bewusste Momente der Achtsamkeit. Das kann bedeuten, deine Tasse Kaffee bewusst zu trinken, eine Pause zwischen zwei Terminen einzulegen oder bewusst langsam zu gehen, wenn du dich eigentlich beeilen möchtest.

Du kannst es dir zur Gewohnheit machen, immer wieder kurz innezuhalten und bewusst wahrzunehmen: »Wie fühle ich mich gerade? Was brauche ich wirklich?« Gerade diese kleinen Momente verändern deinen Alltag, weil sie dir helfen, dich zu spüren und weniger fremdbestimmt zu leben.

Paula hat über Jahre hinweg gelernt, produktiv zu sein. Ihr Kalender ist stets voll, die Tage sind getaktet. Sie kennt kaum noch Momente, in denen sie einfach nur ist. Doch ihre Therapie zeigt ihr, dass genau dieses Tempo sie erschöpft. Ihre Therapeutin empfiehlt ihr, kleine Entschleunigungsmomente bewusst in ihren Alltag einzubauen.

Anfangs fällt ihr das unglaublich schwer. Es fühlt sich sogar falsch an, mitten am Tag einfach nichts zu tun oder langsam und bewusst zu essen. Doch Paula beginnt mit kleinen Schritten. Sie nimmt sich vor, jeden Morgen fünf Minuten früher aufzustehen, um ihren Kaffee ganz bewusst und langsam zu trinken, ohne Handy, ohne To-do-Liste. Anfangs werden aus fünf Minuten eher zwei, doch schon diese kurze Zeit bringt eine spürbare Veränderung.

Eines Tages entscheidet Paula sich bewusst dafür, ihren Arbeitsweg langsamer anzugehen. Sie wählt einen Weg durch den Park statt der üblichen schnellen Route. Anfangs ist sie unruhig, weil sie fürchtet, zu spät zu kommen. Doch dann bemerkt sie plötzlich, wie beruhigend der Duft der Bäume ist, wie klar die Luft, wie lebendig die Welt um sie herum wirkt, wenn sie langsamer geht. Sie kommt nicht nur pünktlich, sondern ruhiger und ausgeglichener im Büro an.

In einem anderen Moment, mitten in einem hektischen Arbeitstag, nimmt Paula wahr, dass ihre Gedanken beginnen, sich zu überschlagen. Statt wie sonst weiterzumachen, steht sie auf, öffnet kurz ein Fenster und atmet drei Mal tief durch. Diese kleine Pause bringt Klarheit zurück und hilft ihr, bewusster zu entscheiden, wie sie ihren Tag gestalten will.

Paula erkennt, dass diese kleinen achtsamen Entschlüsse entscheidend sind. Natürlich gibt es auch Tage, an denen es nicht klappt. Tage, an denen sie sich erneut im hektischen Strudel verliert, zu spät bemerkt, dass sie wieder erschöpft ist. Doch sie verurteilt sich nicht mehr dafür, sondern nimmt diese Rückfälle als Erinnerung, liebevoll wieder zurück zur Langsamkeit zu finden.

Langsamkeit als Haltung, nicht als weitere Aufgabe

Es geht darum, Langsamkeit als Haltung zu begreifen, als bewusste Entscheidung für mehr Klarheit, Ruhe und Verbindung zu dir selbst. Du darfst und sollst dabei unperfekt sein. Entschleunigung ist keine neue To-do-Liste, sondern eine Einladung, dein Leben achtsamer und bewusster zu gestalten.

Frag dich regelmäßig, ob dein aktuelles Tempo für dich passt. Wenn du spürst, dass es zu schnell ist, erlaube dir, bewusst langsamer zu werden. Du wirst feststellen, dass du dadurch langfristig nicht weniger, sondern viel mehr gewinnst: mehr Ruhe, mehr Gelassenheit und vor allem mehr Lebensqualität. Wie du das umsetzen kannst, hast du in den vorangegangenen Kapiteln erfahren.

Paula lernt, dass es nicht um eine perfekte Umsetzung geht, sondern darum, sich immer wieder neu für ihre eigene Geschwindigkeit und ihr eigenes Wohlbefinden zu entscheiden. Sie versteht, dass Langsamkeit kein Luxus ist, sondern ein Akt der Selbstachtung. Es ist mehr ein tägliches Bekenntnis zu sich selbst und ihrer emotionalen Gesundheit.

Genau das wünsche ich auch dir.

AKZEPTANZ – FRIEDEN SCHLIESSEN MIT UNVERÄNDERBAREM

Wenn ich über Akzeptanz spreche, meine ich damit nicht, dass du alles hinnehmen oder gutheißen musst, was dir widerfährt. Akzeptanz bedeutet vielmehr, das anzunehmen, was du im Moment nicht ändern kannst, nicht, weil du resignierst, sondern, weil du damit aufhörst, dagegen anzukämpfen. Das kostet Kraft, ich weiß. Denn natürlich ist dein erster Impuls, Dinge ändern zu wollen, wenn sie schmerzen oder dich herausfordern. Doch oft verlierst du genau in diesem Kampf wertvolle Energie, die du eigentlich brauchst, um zu innerer Stärke zu gelangen und weiterzugehen.

Gerade bei emotionaler Erschöpfung gibt es vieles, was zunächst schwer oder unmöglich zu ändern erscheint: die Vergangenheit, Verletzungen, Verluste, aber auch Eigenschaften von Menschen oder bestimmte Lebensumstände. Vielleicht spürst du innerlich immer wieder, wie du dich dagegen wehrst, mit dir haderst oder wie deine Gedanken immer wieder kreisen: »Warum ist das passiert? Warum ich? Warum kann das nicht anders sein?« Du ahnst, was ich dir jetzt sagen werde? Schau mal genauer hin, denn genau hier liegt eine wesentliche Erkenntnis:

Merk dir

Veränderung beginnt manchmal genau dann, wenn du nicht mehr versuchst, etwas mit aller Kraft zu verändern. Wenn du annimmst, was jetzt ist, genau so, wie es ist.

Warum Akzeptanz so schwerfällt

Es fühlt sich zunächst paradox an, Unangenehmes oder Schmerzhaftes akzeptieren zu sollen. Vielleicht glaubst du sogar, dass Akzeptanz bedeutet, du würdest aufgeben. Das Gegenteil ist der Fall: Akzeptanz schafft Frieden. Sie befreit dich von sinnlosen inneren Kämpfen und ermöglicht dir, deine Energie auf Dinge zu richten, die du tatsächlich beeinflussen kannst.

Akzeptanz bedeutet, Ja zu sagen: nicht Ja zu dem, was dich verletzt hat, sondern Ja zu der Realität, die gerade vor dir liegt. Wenn du etwas annimmst, hörst du auf, dich ständig aufzureiben. Du findest einen ruhigeren, kraftvolleren Zustand, aus dem heraus echte Veränderung überhaupt erst möglich wird.

Akzeptanz bedeutet nicht Resignation

Viele Menschen glauben, Akzeptanz sei gleichbedeutend mit Resignation. Doch Resignation bedeutet, aufzugeben, sich machtlos zu fühlen und zu fürchten, nichts mehr verändern zu können. Es heißt, sich passiv dem Schicksal hinzugeben, innerlich abzuschalten und die Hoffnung zu verlieren.

Akzeptanz hingegen ist aktiv und kraftvoll. Sie bedeutet nicht, dass du aufgibst, sondern vielmehr, dass du bewusst entscheidest, deine Energie nicht länger auf Dinge zu richten, die außerhalb deiner Kontrolle liegen. Akzeptanz öffnet einen Raum, in dem du klarer sehen kannst, was du tatsächlich gestalten und verändern kannst – nämlich dein eigenes Leben im Hier und Jetzt.

Wie du Akzeptanz üben kannst

Akzeptanz ist kein einmaliger Akt, sondern eine tägliche Übung. Oftmals braucht es Zeit, bis du wirklich annehmen kannst, was passiert ist. Beginne mit kleinen Schritten: Erlaube dir, den Moment zu spüren, so wie er gerade ist. Wenn es wehtut, benenne den Schmerz ehrlich. Gib dir selbst die Erlaubnis, traurig, wütend oder enttäuscht zu sein. Lass diese Gefühle zu, ohne gegen sie anzukämpfen. Dadurch verlieren sie ihre Macht über dich. Frage dich: »Was davon kann ich wirklich ändern und was nicht?« Richte deine Kraft bewusst auf die Dinge, die du beeinflussen kannst. Lass das, was du nicht verändern kannst, behutsam los.

Paula hat lange darunter gelitten, dass ihre Eltern ihr in ihrer Kindheit nicht die Aufmerksamkeit und Zuneigung gegeben haben, die sie brauchte. Immer wieder hat sie innerlich dagegen angekämpft und gehofft, dass die Vergangenheit sich doch irgendwie ändern könnte. Sie hat oft darüber nachgedacht, wie anders ihr Leben hätte verlaufen können, wenn ihre Eltern ihr mehr Liebe und Halt gegeben hätten. Doch diese Gedanken führen nirgendwohin, sie machen sie nur immer trauriger und erschöpfter.

In ihrer Therapie lernt Paula, dass sie diese Vergangenheit nicht verändern kann. Zunächst empfindet sie Widerstand gegen diese Erkenntnis, denn es fühlt sich fast so an, als würde sie damit etwas aufgeben. Doch nach und nach erkennt sie, dass der eigentliche Schmerz nicht in der Vergangenheit liegt, sondern in ihrem inneren Kampf dagegen. Ihre Therapeutin sagt ihr einmal: »Akzeptanz bedeutet nicht, dass Sie gut finden, was passiert ist. Akzeptanz heißt, dass Sie aufhören, Ihre Kraft für einen Kampf zu verschwenden, den niemand gewinnen kann.«

Diese Worte helfen Paula sehr. Sie beginnt damit, behutsam und ehrlich anzuerkennen, was ihr gefehlt hat. Statt sich immer wieder zu fragen, warum ihre Eltern nicht anders waren, akzeptiert sie langsam, dass sie es nicht ändern kann. Stattdessen richtet sie ihre Energie auf ihr heutiges Leben, auf ihre Beziehungen und auf das, was sie selbst gestalten kann. Dieser Prozess ist nicht einfach und keineswegs linear. Es gibt gute Tage, an denen sie Frieden spürt, und schwierige Tage, an denen die Traurigkeit zurückkehrt. Aber Paula bleibt dran, und mit jedem bewussten Moment der Akzeptanz fühlt sie sich freier und klarer.

Was passiert, wenn du akzeptierst?

Wenn du akzeptierst, gewinnst du deine Kraft zurück. Der Kampf gegen das Unveränderbare raubt Energie. Akzeptanz schenkt dir Frieden und in diesem Frieden liegt eine enorme Klarheit. Du kannst dann spüren, was du brauchst und was für dich wirklich zählt. Du kannst endlich anfangen, dich um dein heutiges Leben zu kümmern und nicht mehr um das, was längst hinter dir liegt.

Akzeptanz macht dich nicht schwach, sondern gibt dir die Möglichkeit, dein Leben bewusst zu gestalten. Du wirst klarer sehen, worauf du wirklich Einfluss hast, und kannst deine Schritte bewusster und achtsamer wählen. Wenn du lernst, Frieden mit dem Unveränderbaren zu schließen, bist du bereit für eine neue Lebensqualität, jene Lebensqualität, die nicht mehr geprägt ist vom Kampf gegen das, was ohnehin schon geschehen ist, sondern von der Haltung, das liebevoll anzunehmen, was ist.

BRIEF AN DAS ZUKÜNFTIGE ICH

Paula hat lange Zeit versucht, alles allein zu lösen. Sie ist gut darin, ein starkes Gesicht zu zeigen und sich durch ihr Leben zu kämpfen, bis zu jenem Tag, an dem ihr Körper und ihre Seele ihr unmissverständlich zeigen, dass es so nicht weitergehen kann. Doch auch nachdem sie begonnen hat, bewusster auf sich zu achten, verläuft nicht alles glatt. Vieles, was ihre Therapeutin ihr empfiehlt, fällt ihr anfangs schwer und manches will überhaupt nicht gelingen.

Sie lernt, ihre Verletzlichkeit zu zeigen, aber nicht sofort. Anfangs überfordert sie der Gedanke, ehrlich über ihre Ängste und Unsicherheiten zu sprechen. Es gibt Momente, in denen sie wieder in alte Muster zurückfällt, Situationen vermeidet oder einfach schweigt, statt sich mitzuteilen. Doch sie bleibt dran. Schritt für Schritt, mit Rückfäl-

len und kleinen Erfolgen gelingt es ihr schließlich, in entscheidenden Momenten offen zu sprechen und dadurch Nähe zuzulassen.

Paula lernt auch, ihrem Bauchgefühl mehr Raum zu geben. Doch sie stellt fest, dass sie nicht immer richtigliegt oder es manchmal falsch interpretiert. Manchmal lässt sie sich von ihren Ängsten täuschen, verwechselt innere Impulse mit alten Mustern. Das frustriert sie zunächst, doch sie übt geduldig weiter, sich immer wieder neu auf ihr Gespür einzulassen.

Auch in ihrem Umgang mit dem Körper gibt es Höhen und Tiefen. Die Verspannungen, die Müdigkeit, das Gefühl der inneren Unruhe bleiben gelegentlich präsent. Manchmal schafft sie es, kleine Atemübungen oder Pausen bewusst in ihren Alltag zu integrieren, und manchmal rennt sie weiterhin erschöpft durch ihre Tage, bis ihr Körper wieder die Notbremse zieht.

Doch genau in diesen Momenten, in denen nicht alles nach Plan verläuft, lernt Paula am meisten. Ihre Therapeutin ermutigt sie, sich trotz der Rückschläge wertzuschätzen und achtsam weiterzugehen. Sie gibt Paula die Aufgabe, einen Brief an ihr zukünftiges Ich zu schreiben, nicht als perfekte, fertige Version ihrer selbst, sondern als Mensch, der immer auf dem Weg sein würde.

Paula setzt sich hin, nimmt einen tiefen Atemzug und beginnt, ehrlich und aufrichtig zu schreiben:

Liebes Zukunfts-Ich,

wenn du diesen Brief liest, bist du vermutlich immer noch mitten auf deinem Weg. Und weißt du was? Das ist vollkommen in Ordnung so. Ich schreibe dir nicht als jemand, der alles gemeistert hat, sondern als jemand, der dabei ist, sich selbst immer besser kennenzulernen.

Sicher gibt es Tage, an denen du wieder in alte Muster fällst. Tage, an denen es dir nicht gelingt, Grenzen zu setzen oder dich verletzlich zu zeigen. Das macht nichts. Ich möchte dich daran erinnern, dass du nicht versagt hast, nur weil dir nicht immer alles auf Anhieb gelingt. Veränderung braucht Zeit, Geduld und Mitgefühl mit dir selbst.

Ich wünsche dir, dass du dich an solchen Tagen nicht selbst verurteilst, sondern liebevoll aufstehst, dich sortierst und weitergehst. Ich wünsche dir, dass du dir erlaubst, Fehler zu machen, um daraus zu lernen. Denn gerade in diesen Momenten wächst du am meisten.

Bleib ehrlich zu dir selbst. Höre immer wieder in dich hinein und vertraue auf dein Bauchgefühl, auch wenn du manchmal danebenliegst. Es ist okay, nicht alles sofort zu verstehen oder richtig zu machen. Entscheidend ist, dass du es versuchst.

Ich stelle mir vor, wie du morgens den Vorhang aufziehst und die Sonne nicht bloß siehst, sondern spürst und ihre Wärme tief eindringen lässt und sie dich irgendwo im Innern erreicht und dir ein Lächeln ins Gesicht zaubert. Vielleicht summst du leise, während du Kaffee kochst. Vielleicht malst du wieder Farben aufs Papier, so selbstverständlich wie Atmen. Abends sitzt du mit Menschen zusammen, die dein Licht spiegeln, und ihr lacht über kleine Dinge. Und in deinem Lachen liegt die Erinnerung daran, wie Freude etwas Fremdes in der Ferne war und wie nah sie jetzt ist. Für den Fall, dass du das vergessen solltest, halte diesen Brief an dein Herz.

Du trägst alle Schritte in dir: das Innehalten, den sanften Neuanfang, die Erlaubnis zu träumen. In dir lebt die Kraft, Grenzen zu setzen und dennoch offen zu bleiben. Deine Geschichte beweist, dass selbst dunkle Tage Saatkörner für hellere Morgen sein können.

Du bist auf dem Weg zu dir. Es ist ein lebendiger, manchmal chaotischer Weg. Aber es ist dein Weg. Und genau das macht ihn so wertvoll. Ich bin stolz auf dich, nicht nur auf das, was dir bereits gelungen ist, sondern auch auf all die kleinen Versuche, die vielleicht nicht perfekt waren, aber dafür ehrlich und echt.

In tiefem Vertrauen und Zuversicht
Deine Paula

Paula legt den Stift zur Seite und lächelt. Es fühlt sich erleichternd an, sich einzugestehen, dass sie nicht perfekt sein muss. Ihre Entwicklung ist echt, gerade weil sie Fehler zulässt und ihre Stolpersteine ehrlich betrachtet. Und genau das ist ihr größter Erfolg: anzunehmen, dass emotionale Stabilität nicht linear verläuft, sondern lebendig und manchmal ein wenig chaotisch. So, wie das Leben eben ist.

EINIGE LETZTE GEDANKEN

Wenn du diese Zeilen liest, dann hast du hoffentlich die ersten zarten Gedanken an ein Leben ohne Erschöpfung. Ein Leben, das dich trägt. Das wünsche ich dir aus vollem Herzen.

Vergiss nicht: Dein Weg muss nicht perfekt sein, und auch du musst es nicht sein. So wie es Paula in ihrem Brief beschreibt: Du darfst erschöpft sein, du darfst zweifeln und du darfst auch langsam sein. Denn der Weg zu dir selbst ist keine schnelle Lösung, sondern ein langsames, liebevolles Erinnern.

Ich hätte mir damals selbst einen Ratgeber gewünscht, der mir ein wenig zeigt, wo ich ansetzen darf und wie ich beginnen kann, denn ich weiß nur zu gut, wie es ist, orientierungslos zu sein. Mut kann schnell verloren gehen, wenn die Zeit gnadenlos weitertickt und wir das Gefühl haben, »performen« zu müssen. Wir können uns schnell verlieren in Dingen, die uns nicht wirklich tragen, wir jagen dann etwas hinterher, um dazuzugehören, nur um am Ende uns selbst zu verlieren. Das ist es nicht wert.

Leben ist wie ein seidener Faden, und bitte denk nicht, dass ich damit fragil meine. Im Gegenteil, ein seidener Faden ist stark und zart zugleich. Er trägt mehr, als du dir vorstellen kannst, wenn du ihn achtsam behandelst und nicht mit aller Kraft an ihm ziehst. Dein Leben darf sich genauso anfühlen: fein gewebt, mit klarer Ausrichtung, offen für Echtheit und Verbindung.

Du hast gelernt, dass du nicht deine Leistung bist, sondern so viel mehr. Du weißt, dass es nicht egoistisch ist, Grenzen zu setzen, sondern eine Frage der Selbstachtung. Du kennst den Wert echter, tiefer Beziehungen und auch, wie wichtig es ist, loszulassen, was dich belastet. Du hast gespürt, dass Selbstmitgefühl kein Luxus ist, sondern eine Notwendigkeit. Und vor allem hast du erfahren, dass Sinn und Lebendigkeit sich zeigen, sobald du aufhörst, vor Stille und Leere wegzulaufen.

An manchen Tagen fühlt sich das alles noch weit entfernt an. Doch jeder kleine Schritt zählt: jede Pause, jedes ehrliche »Nein«, jeder Moment, in dem du dich spürst und liebevoll mit dir bist. Und wenn du stolperst, erinnere dich daran, dass du nicht an deinem Stolpern gemessen wirst, sondern an der Art, wie du dich danach selbst auffängst.

Ich möchte dich daran erinnern, dass du nicht hier bist, um Erwartungen zu erfüllen, sondern, um deine kostbare Lebenszeit bewusst und wahrhaftig zu gestalten. Lebenszeit ist gar nicht so lang, wie wir meinen, daher schau mal, wie viele gesunde Sommer dir noch bleiben, und bitte lebe. Ich will hier kein Pathos verbreiten, aber ich möchte dir verdeutlichen, dass all das, was gerade ist, bereits der Grundstein für dein Glück sein kann. Nicht laut, nicht grell. Aber wie ein Schimmer deines ganz persönlichen seidenen Fadens. Und wenn mein Buch bei dir etwas bewirkt haben sollte, dann hat es sich gelohnt. Jede Übung, jeder Gedanke, jede Zeile tragen dich hoffentlich in ein Leben, das dir selbst gehört. Ein Leben, das dich weniger erschöpft und viel öfter lächeln lässt. Eines, das du dir bewusst ausgesucht hast und das mit deiner eigenen Wahrheit übereinstimmt.

Vielleicht fühlst du dich noch nicht vollständig angekommen, aber das musst du auch nicht. Es reicht, dass du begonnen hast, deinen Blick nach innen zu richten und sanfter mit dir zu werden. Veränderung ist kein lauter Schritt, sondern ein stiller, achtsamer Prozess, der in kleinen Momenten geschieht.

Vertrau bitte darauf, dass alles, was du auf diesem Weg bisher erlebt hast, jede Schwierigkeit und jeder Lichtblick, Teil deiner ganz persönlichen Geschichte ist. Am Ende geht es nicht darum, wie viel du erreicht hast, sondern darum, wie echt du warst, wie nah du dir gekommen bist und wie bewusst du diese kostbare Zeit gestaltet hast, die dir gegeben wurde.

Dieses Buch neigt sich dem Ende zu, aber dein Weg geht weiter. Vertrau auf das, was du gelernt hast. Halte die Verbindung zu dir selbst, atme bewusst, lass die Gefühle kommen und gehen, bleib sanft mit dir. Jeder Atemzug ist ein Anfang, jeder Tag eine Gelegenheit, dir näherzukommen.

Ich wünsche dir: ein bewusstes, erfülltes Leben, sanft getragen vom seidenen Faden deiner eigenen Wahrheit.

Dieser seidene Faden wartet darauf, von dir gesponnen zu werden. Ich wäre sehr gespannt auf das Muster und was du zu erzählen hättest. Vielleicht begegnen wir uns ja mal. Leben macht vieles möglich.

EPILOG – PERSÖNLICHE ERFAHRUNG

Ich wache morgens auf und habe das merkwürdige Gefühl, mich nicht bewegen zu können. Eine seltsame Angst durchströmt meinen Körper. Sie ist anders, tiefer, unerklärlich. »Ah, Gott sei Dank, ich kann mich doch bewegen. Ich hab wohl noch halb geschlafen«, denke ich erleichtert. Ich stehe auf. Und dann passiert es: Alles beginnt sich zu drehen. Als säße ich in einer Achterbahn, die in einem unendlichen Loop gefangen ist. Die Angst kehrt zurück, diesmal intensiver, greifbarer. Ich verstehe nicht, was hier geschieht, lege mich schnell wieder hin. Tausend Gedanken rasen durch meinen Kopf: Habe ich etwas Falsches gegessen? Bin ich krank? Aber tief in mir weiß ich: Das hier ist etwas anderes, etwas Neues. Etwas, das ich so nicht kenne.

Immer wieder versuche ich aufzustehen, doch jeder Versuch endet damit, dass ich wankend zurück ins Bett falle. Zwei Schritte reichen, um den Boden unter den Füßen zu verlieren. Übelkeit kommt dazu. Ich bin nicht nah am Wasser gebaut, äußerlich bleibe ich ruhig, aber innerlich breitet sich Verzweiflung aus. Das ist der Anfang von etwas, das mich noch lange begleiten soll.

In der Folgezeit häufen sich Arzttermine: MRT, HNO, EKG, Bluttests: ohne Befund. Ich gelte als vollkommen gesund, aber mein Körper sieht das anders. Der Schwindel hält an und macht mich für drei Wochen schachmatt. Das ist auch neu, denn mein Leben ist eigentlich geprägt von Tempo, Effizienz und Zuverlässigkeit. Ich rase förmlich durchs Leben, immer verfügbar, immer freundlich, immer stark. »Kranksein« steht nicht auf meiner

Agenda. Ich bin alleinerziehende Mutter eines kleinen Sohnes, habe eine verantwortungsvolle Position und übernehme ständig neue Aufgaben, ohne Nein zu sagen. Ich funktioniere und Krankmeldungen gibt es nicht in meinem Leben. Wie also soll ich nun damit umgehen, mehrere Wochen auszufallen?

…

Rückblickend bin ich dankbar, unendlich dankbar für meinen Körper, meinen Geist und meine Psyche. Sie haben mich gezwungen, innezuhalten. Mir war damals nicht klar, dass mich unsichtbare, tief verankerte Glaubenssätze antrieben. Ich wusste zwar schon, dass ich meinen Job nicht liebte, und das nicht wegen der Aufgaben, sondern wegen der Umgebung. Diese Umgebung war für mich das Gegenteil von meinen Werten und meinem Verständnis, wie Menschen miteinander umgehen sollten. Es war wie eine Zusammenkunft von Vampiren und ich war die People-Pleaserin. Was passiert, wenn Vampire auf People-Pleaser treffen? Genau, sie saugen sie langsam aus. (Ich kenne meinen Anteil an der Sache heute gut.) Ich hatte ja diesen Glaubenssatz: »Du lässt niemanden im Stich, koste es, was es wolle.« Und so blieb ich. Bis mein Körper unmissverständlich »Nein« sagte.

In dieser erzwungenen Auszeit passierte etwas Wundervolles mit mir. Die ersten Tage konnte ich kaum stehen, sitzen ging gerade so, Lesen war fast unmöglich, meine Konzentration nicht existent. Mein Zuhause war nicht mehr mein eigenes Heim. Innere Unruhe, emotionale Taubheit, ein ständiges Summen im Kopf. Also begann ich, ganz instinktiv zu meditieren. Zuerst nur kurz, dann immer länger, ohne es zu bemerken. Allmählich begannen Fragen aufzutauchen. Sanft, aber nachdrücklich:

- Willst du wirklich so leben?
- Willst du diesen Job bis zur Rente machen?
- Bist du am richtigen Ort?
- Mit wem willst du leben?
- Wer bist du überhaupt und wer willst du sein?

Es wurde tiefgründig. Und genau das brauchte ich. Tiefe erreicht mich, berührt mich, verändert mich. Durch das bewusste Innehalten erkannte ich, dass ich nur funktionierte und aushielt, ohne Ablaufdatum, wie in einer absurden Ehe mit meinen Lebensumständen: »Bis dass der Tod uns scheidet.« Und mir wurde klar: Das ist verrückt. Das kann ich nicht länger akzeptieren.

Nach wochenlanger Meditation, Reflexion und innerer Auseinandersetzung wusste ich plötzlich sehr klar, dass ich kündigen musste, und das ohne Sicherheitsnetz, ohne Plan B. Seltsamerweise machte mir genau das keine Angst mehr. Denn in dieser kurzen Zeit hatte ich ein tiefes, stilles Vertrauen entdeckt, das mich mutig machte. Mutig genug, diesen Schritt zu wagen, trotz aller Ängste. Es fühlte sich wie ein Geschenk an, denn plötzlich hatte ich Menschen um mich herum, Begegnungen und Momente, die mich berührten, unterstützten und mich wachsen ließen. Das auch nur, weil ich offen genug war, darüber zu sprechen, zwar nicht mit jedem, aber mit Ausgewählten. Auch die unangenehmen Begegnungen waren Teil dieses Geschenks, denn sie halfen mir, bei meiner neuen inneren Orientierung zu bleiben.

Natürlich wurde es danach erneut turbulent. Ich hatte Menschen, denen ich mich anvertrauen konnte, und professionelle Beratung und noch mehr Begegnungen, die mich weiterbrachten. Ich wollte am liebsten sofort alles ändern, was natürlich nicht ging. Also fing ich an einer Stelle an, und was soll ich sagen: Ich bin noch nicht fertig mit allem, was mir vorschwebt. Ich lächle, während ich das schreibe, denn das ist das Schöne: Dieser Weg endet nicht. Ich lasse mich immer wieder darauf ein.

Ich lernte zudem, dass es Zeit braucht, bis sich Wissen tief in uns verankert und Veränderungen auslöst. Wissen allein ist gar nichts. Mir ist unklar, wie man behaupten kann, Wissen sei Macht. Vertrauen ist machtvoll. Tatkraft ist mächtig. Glaube ist machtvoll. Wenn sich diese Kräfte verbinden, werden sie Veränderung. Denn Veränderung entsteht nicht allein durch Wissen, sondern durch Vertrauen, dass wir es schaffen können.

Heute weiß ich, dass ich nicht mehr an Orten verweile, die mir nicht guttun. Ich verbringe keine Zeit mehr mit Menschen, die mich bewusst missverstehen oder mir Kraft entziehen. Ich habe ein gesundes Verhältnis zu mir selbst entwickelt, das mich innerlich nährt und stärkt. Ich glaube fest daran, dass beständiges Arbeiten an sich selbst uns befähigt, weiterzukommen, und das nicht materiell, sondern menschlich und geistig. Das ist mein Garant dafür, gut durchs Leben zu kommen: mich selbst verstehen lernen, hinterfragen und immer wieder innehalten.

Wer immer noch glaubt, dass das Leben auf der Überholspur besser sei, hat noch nicht erfahren, wie heilsam es sein kann, langsamer zu werden und auf die andere Seite zu blicken. Natürlich entscheidet am Ende jeder selbst, welche Hölle und welchen Himmel er wählt.

Mir geht es nicht um Selbstoptimierung. Mir geht es um persönliches inneres Wachstum. Vielleicht kann man sich dieses Wachstum tatsächlich wie einen lang gereiften Wein vorstellen: Je länger er Zeit hat, desto kostbarer wird er.

Mein Weg ist noch lange nicht zu Ende. Doch ich bin zutiefst dankbar für jeden einzelnen Schritt, jeden Stolperer und jedes sanfte Aufstehen. Und ich wünsche mir für dich, dass du ebenfalls deinen Weg findest, ihn gehst und ihn in deinem eigenen Tempo erkundest.

Ich verspreche dir: Du bist dabei nicht allein. Ich begleite dich mit diesem Buch oder online. Schritt für Schritt. Und wer weiß, wen du auf deiner persönlichen Reise noch antreffen wirst.

Alles Liebe,

deine Sema

ÜBER DIE AUTORIN

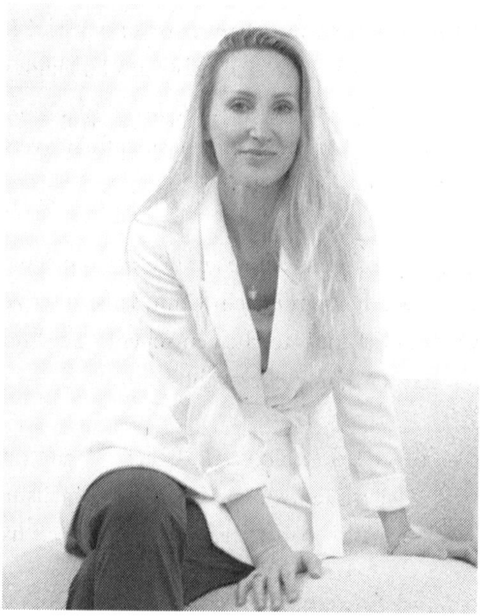

© psych.gedankengut

Bereits während ihres Studiums zur Diplom-Kauffrau hat sich Sema Abaci intensiv mit Persönlichkeitsentwicklung, Kommunikation und interpersonellen Beziehungen auseinandergesetzt. Mit der Ausbildung zur Heilpraktikerin für Psychotherapie schlug sie einen neuen Weg ein und erweiterte ihr therapeutisches Repertoire durch Fortbildungen in Burnoutprophylaxe, EMDR, Familienstellen und systemischem Coaching. Seit 2019 arbeitet sie in eigener Praxis, begleitet Menschen in Einzel- und Gruppensettings. Kontinuierliche Weiterbildung ist ihr wichtig; zuletzt schloss sie Qualifikationen als Achtsamkeitstrainerin sowie in Innerer-Kind-Arbeit ab.

Um verschiedene Zugänge zu mentaler und emotionaler Gesundheit zu eröffnen, bietet sie Kurse und Workshops an, die sowohl praxisnah und alltagstauglich sind, als auch Menschen miteinander verbindet. Aktuell konzentriert sie sich auf den Abschluss ihres Zweitstudiums in Psychologie mit dem Ziel, klinische Psychologin zu werden. Mit Empathie, Verständnis und Wertschätzung entwickelt sie gemeinsam mit ihren Klientinnen und Klienten individuelle, lösungsorientierte Ansätze, die die Persönlichkeit in den Mittelpunkt stellen.

QUELLEN

1 Maslach, C. & Jackson, S. E. (1981). The measurement of experienced burnout. *Journal of Organizational Behavior*, 2(2), 99–113

2 Gründe für Schulstress unter Schulkindern in Deutschland in den Jahren 2023 und 2024. Zitiert nach de.statista.com. https://de.statista.com/statistik/daten/studie/1407126/umfrage/gruende-fuer-schulstress-bei-schulkindern-in-deutschland/

3 Dilling, H., Freyberger, H. J., Cooper, J. E. & Weltgesundheitsorganisation (Hrsg.). (2016). *Taschenführer zur ICD-10-Klassifikation psychischer Störungen: Mit Glossar und diagnostischen Kriterien sowie Referenztabellen ICD-10 vs. ICD-9 und ICD-10 vs. DSM-IV-TR* (8., überarbeitete Auflage unter Berücksichtigung der Änderungen gemäß ICD-10-GM (German Modification) 2016). Hogrefe.

4 Korczak, D., Wastian, M. & Schneider, M. (2012). *Therapie des Burnout-Syndroms* [Application/pdf]. In Schriftenreihe Health Technology Assessment (HTA) in der Bundesrepublik Deutschland; 120; ISSN 1861-8863. DIMDI. https://doi.org/10.3205/HTA000103L

5 Hartmann, C. (2021). Körpersprache: Was Gesten verraten. https://www.spektrum.de/news/koerpersprache-was-gesten-ueber-uns-verraten/1912954.. Herbert J. Freudenberger and the making of burnout as a psychopathological syndrome. (2020). ResearchGate. https://www.researchgate.net/publication/346586006_Herbert_J_Freudenberger_and_the_making_of_burnout_as_a_psychopathological_syndrome

6 Burisch, M. (2014). *Das Burnout-Syndrom* (5. überarbeitete Auflage). Springer. Damasio, A. R. (2002). *Ich fühle, also bin ich* (2. Auflage).

7 Burisch, M. (2014). *Das Burnout-Syndrom* (5. überarbeitete Auflage). Springer. Damasio, A. R. (2002). *Ich fühle, also bin ich* (2. Auflage).

8 Deutsche Gesellschaft für Psychiatrie, Psychotherapie und Nervenheilkunde. (2012). Positionspapier der Deutschen Gesellschaft für Psychiatrie, Psychotherapie und Nervenheilkunde (DGPPN) zum Thema Burnout. https://www.psychotherapeutenkammer-berlin.de/system/files/stellungnahme_dgppn_2012.pdf

9 Frank, A.-C. (2023). *Die 7 Grundemotionen nach Paul Ekman.* https://www.neverest.at/blog/7-grundemotionen-paul-ekman/

10 Hartmann, C. (2021). *Körpersprache: Was Gesten verraten.* https://www.spektrum.de/news/koerpersprache-was-gesten-ueber-uns-verraten/1912954 (Herbert J. Freudenberger and the making of burnout

as a psychopathological syndrome. (2020). *ResearchGate*. https://www.researchgate.net/publication/346586006_Herbert_J_Freudenberger_and_the_making_of_burnout_as_a_psychopathological_syndrome

11 Burisch, M. (2014). *Das Burnout-Syndrom* (5. überarbeitete Auflage). Springer. Damasio, A. R. (2002). *Ich fühle, also bin ich* (2. Auflage).

12 Harlow's Classic Studies Revealed the Importance of Maternal Contact. (2018, Juni). Association for Psychological Science - APS. https://www.psychologicalscience.org/publications/observer/obsonline/harlows-classic-studies-revealed-the-importance-of-maternal-contact.html

13 Harlow's Classic Studies Revealed the Importance of Maternal Contact. (2018, Juni). Association for Psychological Science - APS. https://www.psychologicalscience.org/publications/observer/obsonline/harlows-classic-studies-revealed-the-importance-of-maternal-contact.html

14 Zaehringer, J., Schmahl, C., Ende, G. & Paret, C. (2020). Psychophysiological effects of downregulating negative emotions: Insights from a meta-analysis of healthy adults. *Frontiers in Psychology*, 11, 470. doi: 10.3389/fpsyg.2020.00470. (berichtet u. a. erhöhte sympathische Aktivierung bei Suppression); Gross, J. J. & Levenson, R. W. (1997). Hiding feelings: The acute effects of inhibiting negative and positive emotion. Journal of Abnormal Psychology, 106(1), 95–103. doi: 10.1037/0021-843X.106.1.95.

15 Haehner, P., Pfeifer, L. S., Jahre, L. M., Luhmann, M., Wolf, O. T. & Frach, L. (2023). Validation of a German Version of the Stress Overload Scale and Comparison of Different Time Frames in the Instructions. *Psychological Test Adaptation and Development*, 4(1), 41–54. https://doi.org/10.1027/2698-1866/a000037

16 Goldin, P. R., McRae, K., Ramel, W. & Gross, J. J. (2008). The Neural Bases of Emotion Regulation: Reappraisal and Suppression of Negative Emotion. *Biological Psychiatry*, 63(6), 577–586. https://doi.org/10.1016/j.biopsych.2007.05.031 Gross, J. J. & John, O. P. (2003). Individual differences in two emotion regulation processes: Implications for affect, relationships, and well-being. Journal of Personality and Social Psychology, 85(2), 348–362. https://doi.org/10.1037/0022-3514.85.2.348

17 Willson, R. & Branch, R. (mit Jacobi, F. & Zaunbauer, A. C. M.). (2018). *Kognitive Verhaltenstherapie für Dummies* (H. Strahl, Übers.; 3. Auflage). Wiley-VCH Verlag GmbH & Co. KGaA.

18 Eisenberg, N., Cumberland, A. & Spinrad, T. L. (1998). Parental Socialization of Emotion. *Psychological inquiry*, 9(4), 241–273. https://doi.org/10.1207/s15327965pli0904_1

19 Dilling, H., Freyberger, H. J., Cooper, J. E. & Weltgesundheitsorganisation (Hrsg.). (2016). Taschenführer zur ICD-10-Klassifikation psychischer Störungen: Mit Glossar und diagnostischen Kriterien sowie Referenztabellen ICD-10 vs. ICD-9 und ICD-10 vs. DSM-IV-TR (8., überarbeitete Auflage unter Berücksichtigung der Änderungen gemäß ICD-10-GM (German Modification) 2016). Hogrefe.

20 Seiferling, N., Turgut, S. & Lozo, L. (2022). Emotionsregulation, *Dorsch Lexikon der Psychologie*. https://dorsch.hogrefe.com/stichwort/emotionsregulation

21 Pérez, A., Carreiras, M. & Duñabeitia, J. A. (2017). Brain-to-brain entrainment: EEG interbrain synchronization while speaking and listening. *Scientific Reports*, 7(1), 4190. https://doi.org/10.1038/s41598-017-04464-4

22 Watzlawick, P., Bavelas, J. B. & Jackson, D. D. (2011). *Menschliche Kommunikation: Formen, Störungen, Paradoxien* (12., unveränd. Auflage.). Huber.

23 Rosenberg, M. B. (2016). *Gewaltfreie Kommunikation: Eine Sprache des Lebens* (I. Holler, Übers.; 12., überarbeitete und erweiterte Auflage.). Junfermann Verlag.

24 Brosschot, J. F., Gerin, W. & Thayer, J. F. (2006). The perseverative cognition hypothesis: A review of worry, prolonged stress-related physiological activation, and health. *Journal of Psychosomatic Research*, 60(2), 113–124. https://doi.org/10.1016/j.jpsychores.2005.06.074 (PubMed); Chrousos, G. P. (2009). Stress and disorders of the stress system. Nature Reviews Endocrinology, 5(7), 374–381. https://doi.org/10.1038/nrendo.2009.106 (PubMed); MSD Manual (Profi-Ausgabe). (o. J.). *Übersicht über das autonome Nervensystem*. Herausgegeben von MSD Sharp & Dohme LLC. https://www.msdmanuals.com/de/profi/neurologische-krankheiten/autonomes-nervensystem/%C3%BCbersicht-%C3%BCber-das-autonome-nervensystem (MSD Manuals)

25 McEwen, B. S. (1998). Protective and damaging effects of stress mediators. *The New England Journal of Medicine*, 338(3), 171–179. https://doi.org/10.1056/NEJM199801153380307; Nolen-Hoeksema, S., Wisco, B. E. & Lyubomirsky, S. (2008). Rethinking rumination. Perspectives on Psychological Science, 3(5), 400–424. https://doi.org/10.1111/j.1745-6924.2008.00088.x (SAGE Journals); Ulrich-Lai, Y. M. & Herman, J. P. (2009). Neural regulation of endocrine and autonomic stress responses. *Nature Reviews Neuroscience*, 10(6), 397–409. https://doi.org/10.1038/nrn2647 (PMC)

26 Benarroch, E. E. (2020). Physiology and pathophysiology of the autonomic nervous system. *Continuum* (Minneapolis, Minn.), 26(1), 12–24. https://doi.org/10.1212/CON.0000000000000817 (PubMed); Institut für Qualität und Wirtschaftlichkeit im Gesundheitswesen (IQWiG). (o. J.). *Wie funktioniert das Nervensystem?* https://www.gesundheitsinformation.de/wie-funktioniert-das-nervensystem.html (gesundheitsinformation.de)

27 Tan, S. Y. & Yip, A. (2018). Hans Selye (1907–1982): Founder of the stress theory. *Singapore Medical Journal*, 59(4), 170–171. https://doi.org/10.11622/smedj.2018043

28 Lazarus, R. S. & Folkman, S. (1984). *Stress, Appraisal, and Coping.* Springer Publishing Company.

29 Wirtz, M. (2024). Vulnerabilitäts-Stress-Modell, *Dorsch Lexikon der Psychologie.* https://dorsch.hogrefe.com/stichwort/vulnerabilitaets-stress-modell

30 Moderne Hypnotherapie – MEIK – Milton Erickson Institut Köln e.V. (o. J.). https://www.meik.de/hypnotherapie/